Heidelberger Taschenbücher Band 41

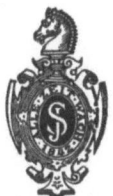

G. Martz

Die hormonale Therapie maligner Tumoren

Endokrine Behandlungsmethoden des metastasierenden
Mamma-, Prostata- und Uterus-Corpuscarcinoms

Springer-Verlag Berlin Heidelberg New York 1968

ISBN 978-3-540-04185-6   ISBN 978-3-642-86282-3 (eBook)
DOI 10.1007/978-3-642-86282-3

Alle Rechte vorbehalten. Kein Teil dieses Buches darf ohne schriftliche Genehmigung des Springer-Verlages übersetzt oder in irgendeiner Form vervielfältigt werden. © by Springer-Verlag Berlin · Heidelberg 1968. Library of Congress Catalog Card Number 68-28524

Die Wiedergabe von Gebrauchsnamen, Handelsnamen, Warenbezeichnungen usw. in diesem Werk berechtigt auch ohne besondere Kennzeichnung nicht zu der Annahme, daß solche Namen im Sinne der Warenzeichen- und Markenschutz-Gesetzgebung als frei zu betrachten wären und daher von jedermann benutzt werden dürften.

Titel-Nr. 7571

Vorwort

Der Anteil maligner Geschwülste am Krankengut einer internistischen Spitalabteilung hat etwa in dem Maße zugenommen, als Infektionskrankheiten seltener geworden sind. Der Internist mußte in den letzten 10—20 Jahren lernen, solche Tumorpatienten zu betreuen, die chirurgischen oder strahlentherapeutischen Methoden nicht mehr zugänglich sind. Dabei haben sich faszinierende diagnostische und therapeutische Aspekte ergeben: die paraneoplastischen Syndrome, die selektive Beeinflußbarkeit von Tumorgewebe durch hormonale, cytostatische und möglicherweise immunologische Faktoren. Wir stehen noch am Anfang der Entwicklung eines neuen Gebietes: der Klinik onkologischer Krankheiten aus internistischer Sicht.

So interessant die Beschäftigung mit den mannigfachen Problemen des malignen Wachstums ist, so unbefriedigend ist immer noch die therapeutische Praxis. Das Studium der Literatur führt regelmäßig zu Veröffentlichungen aus einzelnen Institutionen und Kliniken, die über die Resultate einer bestimmten Behandlung bei einer mehr oder weniger großen Patientenserie berichten. Der Wert solcher kasuistischer Mitteilungen ist um so geringer, als sie sich oft widersprechen.

In dieser Situation ist es sehr zu begrüßen, daß mein Mitarbeiter G. MARTZ das heutige gesicherte Wissen auf einem der wichtigsten Gebiete der internistischen Krebstherapie umfassend dargestellt hat. Er konnte dies auf Grund seiner langjährigen Erfahrung als Leiter der Hämatologisch-Onkologischen Station der Medizinischen Klinik und der Medizinischen Poliklinik des Kantonsspitals Zürich in kompetenter Weise tun. Auf die Vermehrung der vielen kasuistischen Mitteilungen durch Hinzufügen eigener Behandlungsresultate hat er absichtlich verzichtet, damit seine Darstellung einheitlich und übersichtlich bleibt.

Die vorliegende klare Zusammenfassung der hormontherapeutischen Methoden entspricht sicher einem echten Bedürfnis des Klinikers und des praktizierenden Arztes. Es ist zu hoffen, daß sie zu einer rationelleren Durchführung dieser Therapie beitragen wird.

P. H. ROSSIER
Direktor der Medizinischen
Universitätsklinik,
Kantonsspital Zürich

Einleitung

Seit einem Vierteljahrhundert werden Hormonabhängigkeit und Hormonempfindlichkeit einiger Tumorarten systematisch für therapeutische Zwecke ausgenützt. In dieser Zeit hat sich eine kaum mehr überblickbare Fülle experimenteller und klinischer Beobachtungen über die Beziehungen zwischen Hormonen und Tumorwachstum angesammelt. Die mitgeteilten Resultate und Erfahrungen zeichnen sich jedoch durch viele Widersprüche aus: je weiter man in die Materie eindringt, desto größer wird die Verwirrung. Dieser Situation entspricht in der klinischen Praxis eine verbreitete Unsicherheit bei der Lösung therapeutischer Probleme.

Der Kliniker, der Krebspatienten behandeln muß, ist beeindruckt von dem von Fall zu Fall wechselnden Verlauf der verschiedenen Tumorarten, von ihrem unabwendlichen tödlichen Ausgang und von den fast immer schlechten Resultaten der Behandlung, sobald es sich nicht um die Chirurgie oder die Radiotherapie bei Frühfällen handelt.

Die Widersprüche in der Fachliteratur und die Enttäuschungen in der täglichen Praxis addieren sich leicht zu einer fatalistischen Einstellung des Arztes gegenüber den Patienten mit unheilbaren Neoplasien. Diese Einstellung führt entweder zum therapeutischen Nihilismus oder zur Polypragmasie — zu einem Verhalten also, das für den Arzt immer unbefriedigend und für den Patienten meistens schädlich ist.

Seit der Einführung und mit der zunehmenden Verbreitung kontrollierter klinischer Studien in den letzten zehn Jahren zeichnet sich eine deutliche Änderung auf dem Gebiet der internistischen Krebstherapie ab. Begriffe wie Tumorregression, Therapieerfolg, Überlebenszeit etc. sind heute genau definiert und werden immer häufiger von den Autoren gleich angewandt. Therapeutische Erfahrungen verschiedenen Ursprungs können deshalb miteinander verglichen werden. So ist es möglich geworden, Behandlungsgrundsätze aufzustellen, die durch statistisch gut fundierte klinische Versuche unterbaut sind. Soweit dies in der Klinik überhaupt möglich ist, sind subjektive Faktoren und technische Fehlerquellen ausgeschaltet worden.

An der Hämatologisch-Onkologischen Station des Zürcher Kantonsspitals haben wir in den vergangenen Jahren — in enger Zusammenarbeit mit der endokrinologischen und Stoffwechselgruppe der Medizinischen Klinik (Leiter: Prof. A. LABHART) — zahlreiche Patienten mit hormonabhängigen Tumoren beobachtet. Viele verschiedene Behandlungsmodalitäten wurden (zum Teil im Rahmen kooperativer klinischer Studien) geprüft, so daß wir über eigene Erfahrungen mit den meisten Therapiearten verfügen. Diese Erfahrungen sowie ein eingehendes Studium der Literatur bilden die Grundlage der vorliegenden Monographie. Das möglichst knapp gehaltene Literaturverzeichnis soll hauptsächlich auf grundlegende oder zusammenfassende Veröffentlichungen hinweisen.

Es wird hier versucht, die wichtigsten therapeutischen Prinzipien, die ihre Gültigkeit bewiesen haben, herauszustellen und nach Möglichkeit zu begründen. Es ist unwahrscheinlich, daß es in absehbarer Zeit zu „Durchbrüchen" in der Krebsbehandlung kommen wird. Die endokrinen Therapiemethoden bei malignen Tumoren sind in allen ihren Modalitäten und Kombinationen heute so gut bekannt, daß eine definitive Beurteilung möglich geworden ist. Eine klärende Standortsbestimmung dürfte deshalb — wenigstens für die nächsten Jahre — von praktischem Nutzen sein.

Inhalt

I. Beziehungen zwischen Hormonen und Tumorwachstum . . 1
   Überblick 1
   A. Tumorinduktion 2
   B. Hormonale Beeinflussung des Tumorwachstums 4
   C. Hormonproduzierende Geschwülste 5

II. Die Ausnützung der Hormonabhängigkeit maligner Tumoren für die Therapie 5
   A. Die Entstehung der hormonalen Tumortherapie 5
   B. Die endokrinen Therapiemethoden innerhalb der internistischen Krebsbehandlung 6
   C. Die durch hormonale Maßnahmen beeinflußbaren malignen Geschwülste des Menschen 7

III. Die endokrine Behandlung des Mammacarcinoms 8
   Einleitung 8
   A. Grundlagen 10
   B. Therapie durch Hormonentzug 10
   1. Die Ausschaltung der Ovarialfunktion 11
   a) Entstehung und Prinzip 11
   b) Indikation und Resultate 14
   c) Durchführung und Nebenerscheinungen 16
   d) Die prophylaktische Kastration 19
   2. Die Ausschaltung der Nebennierenrinde und der Hypophyse . . . 20
   a) Entstehung und Prinzip 20
   b) Indikation und Resultate 21
   c) Durchführung und Nebenerscheinungen 22
   d) Vergleich der beiden Eingriffe 24
   C. Therapie durch Hormonzufuhr 25
   1. Die Androgene 26
   2. Die Oestrogene 28
   3. Die Corticosteroide 29
   4. Die Gestagene 30
   5. Die Kombinationen 31
   6. Andere Substanzen 32

D. Die Durchführung der endokrinen Therapie 33
1. Indikationsstellung 33
2. Allgemeine Grundsätze 33
3. Prognostische Faktoren 35
a) Klinische Gesichtspunkte 35
b) Laboruntersuchungen 36
4. Behandlungsplan 37

E. Das metastasierende Mammacarcinom des Mannes 41

F. Die Hypercalciämie 43
1. Die Symptome der Hypercalciämie 43
2. Die Therapie der Hypercalciämie 44

G. Besondere Aspekte 46
1. Mammacarcinom und Schilddrüse 46
2. Mammacarcinom und Schwangerschaft 46

IV. Die endokrine Behandlung des Prostatacarcinoms 48

Einleitung 48

A. Entstehung und Grundlagen 49

B. Therapie durch Hormonentzug 50
1. Die Orchidektomie 50
2. Die Ausschaltung der Nebennierenrinde und der Hypophyse . . . 50

C. Therapie durch Hormonzufuhr 51
1. Die Oestrogene 51
2. Die Corticosteroide 52
3. Die Gestagene 52

D. Resultate und Nebenerscheinungen 52

E. Behandlungsplan 55
1. Grundsätze 55
2. Initialbehandlung 56
3. Behandlung des Rezidivs 57

V. Die endokrine Behandlung des Uteruscorpuscarcinoms . . 58

Einleitung 58

A. Grundlagen 59
B. Durchführung der Behandlung 60
C. Resultate und Nebenerscheinungen 61

VI. Die Erfolgsbeurteilung der hormonalen Tumortherapie . . .	61
A. Stellung der Krebsbehandlung innerhalb der inneren Medizin . .	61
B. Probleme der Messung therapeutischer Wirkungen	63
C. Kooperative klinische Studien	64
Zusammenfassende Darstellungen	67
Literatur	68
Sachverzeichnis	78

I. Beziehungen zwischen Hormonen und Tumorwachstum

Überblick

Zwischen Endokrinologie und Onkologie bestehen vielfältige Beziehungen und Abhängigkeiten, deren Studium in vollem Fluß ist. Eine ganze Reihe wichtiger Erkenntnisse über Wesen und Ausbreitung der Neoplasien stammt aus diesem Grenzgebiet der Onkologie. Das Verständnis der Carcinogenese durch endogene und exogene Faktoren ist auf Grund verschiedener Manipulationen am endokrinen Gleichgewicht bei Versuchstieren vertieft worden. Das während langer Zeit aufrecht gehaltene Dogma des autonomen Wachstums aller bösartigen Tumoren konnte durch die erstaunliche Wirkung der Kastration bei Patienten mit Mamma- und Prostatacarcinom widerlegt werden. Jedoch hat nicht nur die Onkologie aus der endokrinologischen Forschung Gewinn gezogen, sondern umgekehrt auch die Endokrinologie aus Beobachtungen an Krebspatienten, besonders an solchen mit Tumoren, die große Hormonmengen produzieren und dadurch zu klassischen Krankheitsbildern führen (z. B. zum Cushing-Syndrom). Geschichtlich gesehen entwickelten sich Onkologie und Endokrinologie ungefähr zur gleichen Zeit, d. h. um die Jahrhundertwende zu experimentell fundierten klinischen Wissenschaften, wobei sie sich immer wieder gegenseitig befruchtet haben.

Es ist wahrscheinlich, daß wir erst dann die Gesetze der Entstehung und der Ausbreitung maligner Tumoren verstehen werden, wenn die normalen Wachstumsvorgänge auf molekularbiologischer Ebene klar geworden sind. So wird jede Wachstumsforschung gleichzeitig zur Krebsforschung. Umgekehrt kann das Studium onkologischer Fragestellungen zu neuen Erkenntnissen der allgemeinen Biologie führen, wie z. B. Ergebnisse der Chromosomen- und Virusforschung beweisen. Die praktische Medizin, die täglich mit der Behandlung bösartiger Geschwülste konfrontiert wird, kann jedoch nicht auf die endgültige Lösung der Grundlagenprobleme warten, sondern muß vorläufig durch Empirie gefundene therapeutische Mittel einsetzen. Es ist durchaus denkbar, daß — in Analogie z. B. zur klinischen Anwendung des Penicillins lange vor der Klärung seines Wirkungsmechanismus — kurative Krebsbehandlungsmethoden zur Verfügung stehen werden, bevor die Art ihrer Tumorwirkung verstanden wird.

In drei verschiedenartigen experimentellen bzw. klinischen Beobachtungen treten die engen Beziehungen zwischen Endokrinologie und Onkologie besonders deutlich zu Tage:

Tumorinduktion durch Störung des hormonalen Gleichgewichtes; hormonale Beeinflussung des Tumorwachstums; hormonproduzierende Neoplasien.

Kenntnisse und Forschungen auf dem Gebiet der Tumorinduktion betreffen vorwiegend Tierversuche, die beiden anderen Gebiete gehören hauptsächlich der Klinik an.

A. Tumorinduktion

Die Arbeiten über die hormonale Carcinogenese sind heute kaum mehr überblickbar [149]. Sie betreffen fast ausschließlich Versuche an Mäusen und Ratten und lassen sich in drei Hauptgruppen einteilen:

Tumorinduktion in endokrinen Drüsen durch Störung des hormonalen Gleichgewichtes. Das Prinzip ist die anhaltende hormonale Stimulation einer Drüse. Dadurch kommt es zuerst zur Hyperplasie und schließlich zur malignen Entartung des Erfolgsorgans. Eine solche Stimulation wird durch das Unterbrechen eines endokrinen Rückkopplungsmechanismus erreicht: Entstehung von Hypophysentumoren verschiedener Art durch Ausschaltung des entsprechenden Erfolgsorgans (Gonaden, Thyreoidea), von Schilddrüsentumoren durch partielle Ausschaltung der Thyreoideahormon-Produktion, von Nebennierenrindentumoren durch Kastration usw.

Tumorinduktion in nicht-endokrinen Organen durch Störung des hormonalen Gleichgewichtes. Bisher konnte nur für die Oestrogene eine tumorinduzierende Wirkung in verschiedenen Organen (Leber, Nieren, Lymphknoten u.a.m.) nachgewiesen werden [25]. Sowohl natürliche als auch synthetische Oestrogene wirken carcinogen. Möglicherweise handelt es sich nicht immer um eine wahre Hormonwirkung, sondern um einen carcinogenen Effekt der Oestrogene, der nicht mit ihren Eigenschaften als Hormone zusammenhängt.

Tumorinduktion in endokrinen Organen durch nicht-hormonale Carcinogene. Ganzkörperbestrahlung, lokale Bestrahlung, radioaktive Isotope, polycyclische Kohlenwasserstoffe und Viren sind die carcinogenen Faktoren, die zu Tumoren der Hypophyse, der Schilddrüse, der Nebennieren, der Ovarien u.a.m. führen können.

Eine besondere Stellung nehmen die *Tumoren der Milchdrüsen* ein, die bei Mäusen und Ratten entweder durch hormonale Faktoren oder durch exogene Carcinogene nicht-hormonaler Art induziert werden können. Dieses Gebiet ist so intensiv bearbeitet worden, daß wir heute mehr über murine Mammatumoren wissen als über das Mammacarcinom des Menschen.

a) Mammatumoren der Maus

Die zahlreichen Untersuchungen der letzten Jahrzehnte haben zu interessanten Resultaten betreffend Entstehung und Wachstumseigenschaften dieser Tumorart geführt, die bei Mäusen häufig spontan vorkommt und bei gewissen Inzuchtstämmen immer vorhanden ist. Die Bedeutung dieser Arbeiten für das Verständnis der Wechselbeziehungen zwischen Tumorwachstum und Endocrinium ist beträchtlich; ihr Hauptziel konnte jedoch nicht erreicht werden, nämlich das Auffinden eines Tiermodells zur Vertiefung unserer Kenntnisse des häufigsten Carcinoms des Menschen. Denn es hat sich gezeigt, daß zwischen dem Mäusetumor und dem Mammacarcinom der Frau kaum eine Parallelität besteht, weder bezüglich der Tumorentstehung noch bezüglich der Hormonabhängigkeit [138].

Die Tumorentstehung in der Milchdrüse der Maus ist das Resultat des Zusammenwirkens von mindestens vier Faktoren: 1. genetische Konstitution, 2. hormonale Stimulation, 3. ein Virus (der von BITTNER entdeckte sog. Milchfaktor) oder ein anderes exogenes chemisches oder physikalisches Carcinogen, 4. verschiedene Umweltfaktoren (wie Tierzahl pro Käfig, Ernährung, Temperatur u.a.m.). Der einmal etablierte Mammatumor, der kaum metastasiert und in seinen Wachstumseigenschaften dem menschlichen Brustkrebs nur wenig gleicht, läßt sich durch die verschiedenen in der Klinik wirksamen hormonalen Maßnahmen nicht beeinflussen.

Demgegenüber ist bei der Entstehung des Brustkrebses der Frau kein sicherer Einfluß eines der vier genannten Faktoren nachgewiesen worden. Die hormonale Abhängigkeit eines Teils der menschlichen Mammacarcinome steht jedoch fest.

b) Mammatumoren der Ratte

Bei dieser Species sind die spontanen Mammatumoren viel weniger häufig als bei der Maus. Auch ihre hormonale Induktion gelingt bei Ratten weniger leicht als bei Mäusen: bei letzteren genügen physiologische Oestrogenmengen, bei Ratten müssen sehr viel höhere Dosen gegeben werden. Die Bedeutung des Mammatumors der Ratte für die Klinik ist jedoch groß. Denn es hat sich gezeigt, daß Carcinogen-induzierte Milchdrüsengeschwülste (Dimethylbenzanthracen, Methylcholanthren) eine Hormonabhängigkeit aufweisen, die weitgehend der Hormonabhängigkeit des menschlichen Mammacarcinoms entspricht [35, 82]. Mit diesem Rattentumor verfügen wird über ein einfaches Tiermodell, an dem die Wirkung endokriner Manipulationen im Hinblick auf die Klinik studiert werden kann.

Es ist grundsätzlich wichtig, zwischen *hormonaler Tumorinduktion* und *hormonaler Stimulierung bereits etablierter Tumoren* zu unterscheiden. Oft ist für das *Wachstum* eines hormoninduzierten Tumors das gleiche endokrine Milieu notwendig, das zur *Tumorentstehung* geführt hat. Meistens kommt es nach einer gewissen Zeit — im allgemeinen nach mehreren Tierpassagen — zum Verlust der Hormonabhängigkeit, d. h. zum autonomen Wachstum. Diesen Wechsel beobachtet man im Tierversuch bei praktisch allen oben genannten hormoninduzierten Tumoren.

Ein Beispiel eines solchen Unterschieds aus der Klinik ist das Prostatacarcinom, das durch Androgenmedikation offenbar nicht induziert werden kann, jedoch in seinem Wachstum häufig von Androgenen abhängig ist.

B. Hormonale Beeinflussung des Tumorwachstums

Schon 1836 — also lange vor der Kenntnis hormonaler Fernwirkungen — hat COOPER einen Zusammenhang zwischen Menstruation und Mammacarcinom beobachtet. Er fand, daß die durch den Brustkrebs verursachten Beschwerden jeweils vor der Menstruation ausgeprägter in Erscheinung treten und daß Mammatumoren bei Menopausebeginn gehäuft vorkommen [31].

60 Jahre später bewies BEATSON [10], daß sich Primärtumor und Metastasen des Mammacarcinoms im Anschluß an die Ovarektomie zurückbilden können und eröffnete mit dieser Pioniertat eine neue Ära der Krebsbehandlung.

Tierversuche — hauptsächlich Tumoren der Milchdrüsen betreffend — setzten erst weitere 20 Jahre später ein [111]. Sie förderten unsere Kenntnisse der Tumorentstehung mehr als die der Beeinflussung bereits etablierter Geschwülste. Erst in letzter Zeit gelang es, mit einfachen Mitteln Tiertumoren zu erzeugen, deren Wachstum sich durch endokrine Maßnahmen steuern läßt [82]. Praktisch alles, was wir über die Beeinflussungsmöglichkeiten maligner Tumoren durch spontane oder künstliche Änderung der endokrinen Wechselbeziehungen wissen, stammt jedoch aus der klinischen Empirie.

Die Begriffe: *Hormonabhängigkeit* und *Hormonempfindlichkeit* müssen auseinander gehalten werden. Gewisse Formen des malignen Lymphoms sind z. B. in ihrer Entstehung und ihrer Ausbreitung unabhängig von endokrinen Faktoren, sprechen jedoch auf hormonale Therapie (Corticosteroide) an, d. h. sie sind hormonempfindlich. Ähnliches gilt — in beschränktem Maße — für das Mammacarcinom bezüglich den Sexualhormonen.

Über die Resultate, die durch die Ausnützung der Hormonabhängigkeit und der Hormonempfindlichkeit maligner Tumoren in der Klinik heute zu erreichen sind, gibt der Hauptteil dieser Darstellung einen Überblick.

C. Hormonproduzierende Geschwülste

Zur Abrundung der Übersicht über die Beziehungen zwischen Endokrinologie und Onkologie seien hier die hauptsächlichsten Geschwülste genannt, die Hormone oder hormonähnliche Substanzen sezernieren.

a) Tumoren endokriner Organe

Ovarialtumoren können Androgene oder Oestrogene produzieren; *Hodentumoren* Choriogonadotropine, Androgene oder Oestrogene; *Nebennierenrindentumoren* Androgene, Oestrogene, Corticosteroide oder Aldosteron; *Nebennierenmarktumoren* Catecholamine; *Hypophysentumoren* verschiedene adenotrope Hormone; *Inseltumoren* Insulin, Glucagon oder Gastrin; *Placentatumoren* (Chorionepitheliom) Gonadotropine.

b) Tumoren nicht-endokriner Organe

Die Beobachtungen über solche Tumoren und die durch ihre innersekretorische Aktivität verursachten sog. paraneoplastischen Syndrome mehren sich rasch. Ob die vom Tumorgewebe gebildete Substanz wirklich das Hormon ist, dessen Hyperfunktionssyndrom sie hervorruft, ist nicht in allen Fällen geklärt; es könnte sich auch um Hormon-ähnliche Stoffe handeln. Der Tumor könnte jedoch auch Substanzen produzieren, die eine endokrine Drüse zur Sekretion anregen oder sie hemmen.

Die wichtigsten Syndrome sind: Hypoglykämie, Syndrom der übermäßigen Vasopressinproduktion, Cushing-Syndrom, Hypercalciämie, Polycythämie, Hyperthyreoidismus (bei Choriocarcinomen).

Der Sitz der Tumoren ist oft in den Lungen, seltener in den Nieren, in der Leber, im Retroperitoneum, im Gehirn. Dem Studium solcher Geschwülste und ihrer Produkte kommt für die Endokrinologie und für die Onkologie große theoretische Bedeutung zu. Die Kenntnis der Syndrome ist jedoch auch in der Klinik aus diagnostischen Gründen wichtig. Die Entfernung oder Vernichtung der Geschwülste führt zum Verschwinden der hormonalen Störungen, ein Tumorrezidiv zu ihrem Wiederauftreten [19, 119].

II. Die Ausnützung der Hormonabhängigkeit maligner Tumoren für die Therapie

A. Die Entstehung der hormonalen Tumortherapie

WHITE berichtete 1895 über 111 Patienten mit Prostatahypertrophie, die er durch Kastration weitgehend von ihren Beschwerden befreien konnte [197]. Wie unklar die Zusammenhänge damals waren, geht aus dem in dieser Mitteilung geäußerten Glauben hervor, daß eine rechtsseitige Orchidektomie den rechten Prostataanteil beeinflusse, eine linksseitige die linke Hälfte. Es ist anzunehmen, daß unter diesen Patienten mit Prostatahypertrophie auch Carcinomträger waren, womit WHITE, ohne es zu wissen, die Einführung der hormonalen Beeinflussung des Prostatacarcinoms durch HUGGINS um fast ein halbes Jahrhundert vorweggenommen hätte. Er ging von der Beobachtung aus, daß bei Tieren die Vorsteherdrüse im Anschluß an die Kastration regelmäßig atrophiert.

Ein Jahr später erfolgte die Mitteilung BEATSONs über die erfolgreiche Kastration bei Patientinnen mit Mammacarcinom (s. S. 11).

Erst 40 Jahre später, nachdem einerseits zahlreiche Tierversuche eingesetzt hatten, andrerseits die Kastration beim Menschen aus unbekannten Gründen offenbar nur noch sporadisch durchgeführt worden war, wurden wieder klinische hormontherapeutische Versuche durchgeführt. Sie betrafen zuerst das Mammacarcinom [121, 185] und wenig später das Prostatacarcinom [80].

Mit Ausnahme der endokrinen Therapie des Prostatacarcinoms, die aus zielgerichteten langjährigen Tierversuchen hervorging, basieren alle heute geübten Methoden der hormonalen Tumorbehandlung auf (oft zufälligen) klinischen Beobachtungen. Experimentelle Grundlagen sind meistens erst aufgrund der Erfahrungen der Klinik später erarbeitet worden.

B. Die endokrinen Therapiemethoden innerhalb der internistischen Krebsbehandlung

Die heutige Tumortherapie kennt drei Hauptmethoden: Chirurgie, Strahlentherapie, internistische Therapie. Die beiden ersten Methoden richten sich an noch lokalisierte Tumoren. Ihr oft erreichtes Ziel ist die Heilung. Ihr Nachteil ist die definitive Gewebsschädigung, die unvermeidlich ist.

Im Gegensatz dazu sind primär generalisierte Tumoren oder nach Lokalbehandlung ausgedehnt rezidivierende Fälle die Indikation für eine internistische Behandlung. Diese führt heute — mit ganz wenigen Ausnahmen — nie zu einer Heilung des Patienten, hat somit palliativen Charakter. Die von ihr verursachte Schädigung normaler Gewebe (bes. Knochenmark, Epithel des Verdauungstraktes) ist im allgemeinen reversibel.

Die ideale Krebstherapie wäre eine mit möglichst wenig Nebenerscheinungen verbundene *selektive* Schädigung oder Zerstörung der entarteten Zellen auf biochemischem Wege. Das angestrebte Ziel entspricht etwa der Wirkung des Vitamin B_{12} auf die „neoplastisch" wuchernden Megaloblasten der perniziösen Anämie.

Die Mittel der internistischen Tumortherapie sind die Cytostatica und die Hormone. Der Anwendung aller heute bekannten cytostatischen Substanzen sind durch die mannigfachen toxischen Nebenwirkungen enge Grenzen gesetzt. Demgegenüber führen die hormontherapeutischen Maßnahmen nicht zu solchen Nebenerscheinungen und kommen — bei den darauf ansprechenden Neoplasien — dem oben skizzierten Idealziel der Tumortherapie am nächsten, nämlich der selektiven Beeinflussung des Krebsgewebes unter Schonung der normalen Organe. Die Cytostatica entfalten ihre Wirkung durch *direkte* toxische Schädigung der Zellen, greifen also den *Tumor* an. Die Hormone bzw. der Hormonentzug, verändern das endokrine Milieu, in dem der Tumor wächst; sie wirken somit auf den *Wirt* ein und beeinflussen das Geschwulstwachstum nur *indirekt*. (Möglicherweise können jedoch auch cytostatische Substanzen durch besondere Schädigung endokriner Drüsen eine indirekte, d. h. hormonale Wirkung auf gewisse Tumoren ausüben [54, 205]. Andrerseits ist ein direkter Hormoneffekt auf das Tumorgewebe denkbar.)

Der Wirkungsmechanismus der antineoplastischen Hormontherapie ist heute noch weitgehend unbekannt. Das ist nicht erstaunlich, wenn man bedenkt, daß die biochemischen Vorgänge bei der physiologischen Hormonwirkung nur ungenügend verstanden werden. Wir wissen, daß normales Wachstum in hohem Maße vom innersekretorischen System abhängt. Dabei spielen neben den Hypophysenhormonen direkter Wirkung (Wuchshormon) und indirekter Wirkung (adenotrope Hormone) hauptsächlich Geschlechtshormone eine Rolle. Schon aus dieser Beobachtung und aus der Tatsache, daß sich viele bösartige Tumoren durch rasches Wachstum auszeichnen, kann auf eine Beziehung zwischen Endocrinium und Neoplasien geschlossen werden.

Die Bedeutung der hormonalen Tumortherapie für die praktische Medizin ist beträchtlich: ca. $1/4$ aller Malignomtodesfälle gehen auf das Konto von potentiell hormonabhängigen Krebsen, nämlich Mamma-, Prostata-, Uterus corpus-Carcinom und Leukämien. Aus unbekannten Gründen spricht nur ein Teil der Patienten mit diesen Geschwulstarten auf die therapeutisch induzierten Änderungen des endokrinen Milieus an, und bei den günstig reagierenden Fällen ist die therapeutische Wirkung zeitlich immer begrenzt.

C. Die durch hormonale Maßnahmen beeinflußbaren malignen Geschwülste des Menschen

Nachdem die Möglichkeit einer hormonalen therapeutischen Beeinflussung des *Mamma- und des Prostatacarcinoms* bekannt geworden war, lag es nahe, auch Neoplasien anderer hauptsächlich endokrin gesteuerter Organe mit solchen Methoden anzugehen. Nur beim *Uterus corpus*-Carcinom konnten bisher vergleichbare Therapieresultate erzielt werden. Diesen drei Carcinomarten gilt die vorliegende Übersicht.

Gewisse Formen des *Schilddrüsenkrebses*, auch nach Metastasierung, sprechen auf Behandlung mit Thyreoideahormon in seltenen Fällen an [8, 33].

Ein Fall von hormonsensitivem *Samenblasencarcinom* ist beschrieben worden [94]. 4 von 9 Patientinnen mit *Ovarialcarcinom* haben unter Oestrogentherapie eine objektive und subjektive Remission gezeigt [122]. Einige Fälle von *Nierencarcinom* haben auf eine Androgen- und/oder Progesterontherapie günstig reagiert [17]. Diese Erfahrungen konnten jedoch nicht bestätigt werden [23].

Im folgenden wird auf diese wenig belegten Behandlungsmethoden nicht eingegangen. Auch auf die Besprechung der Hormon(=Corticosteroid)wirkung bei *Leukämien und malignem Lymphom* soll hier verzichtet werden, da diese Hormone im allgemeinen nur zusammen mit cytostatischen Substanzen zur Anwendung kommen.

III. Die endokrine Behandlung des Mammacarcinoms

Einleitung

Das Mammacarcinom ist die häufigste zum Tode führende Krebsart des Menschen. Die Morbidität beträgt in der westlichen Welt ca. 3%, was bedeutet, daß in der Schweiz (bei einer Lebenserwartung von 70 Jahren) 87 000 der 2,8 Millionen Frauen — d. h. jede dreißigste bis vierzigste Frau — an einem Brustkrebs erkranken. 1962 starben nach der offiziellen Todesstatistik in der Schweiz 871 Frauen an Brustkrebs [9].

Bei ca. einem Drittel der Patientinnen ist eine kurative Therapie zum Zeitpunkt der Diagnosestellung wegen fortgeschrittenem Tumor nicht möglich. Ca. zwei Drittel der primär einer kurativen Behandlung unterzogenen Patientinnen weisen innerhalb von 10 Jahren nach der radikalen Operation (mit oder ohne Nachbestrahlung) ein Rezidiv auf. Diese Zahlen mögen die praktische Bedeutung der palliativen Therapie des Mammacarcinoms belegen.

Das Mammacarcinom der Frau weist einige bisher unerklärte Eigenschaften auf. Die Altersverteilungskurve zeigt eine deutliche Spitze kurz vor und eine Senkung nach Eintritt der Menopause. Die Menopause beginnt bei Patientinnen mit Mammacarcinom mehrere Jahre später als bei der Gesamtbevölkerung. Diese beiden statistischen Befunde, sowie deutliche Beziehungen zu Geschlechtsreife, Geburtenzahl und Laktation, legen eine hormonale Beeinflussung dieser Krebsart nahe. Gegenüber anderen Neoplasien zeichnet sich das Mammacarcinom auch dadurch aus, daß lokale Rezidive oder generalisierte Metastasen noch extrem lange nach Diagnose und Therapie des Primärtumors auftreten können. Es sind Latenzzeiten von mehr als 25 Jahren beobachtet worden. Der ganz allgemein nicht befriedigende Begriff der „Fünfjahresheilung" verliert beim Mammacarcinom vollends jede Bedeutung [12, 125, 153]. Völlig unbekannt ist, warum bei gewissen Patientinnen — auch alten — ein „früh" entdecktes Carcinom foudroyant verlaufen und innert weniger Monate zum Tode führen kann, während bei anderen Patientinnen — auch jungen — ein histologisch und klinisch vergleichbarer Tumor sich während Jahren langsam ausdehnt und trotz massiver Metastasierung kaum Symptome verursacht („Symbiose" zwischen Tumor und Wirt). Sämtliche Metastasierungstypen werden beobachtet und es gibt wohl keine andere Tumorart, die sich in Ausbreitung und Verlauf so wenig an ein Schema hält. Für die einzelne Patientin bedeutet das, daß eine einigermaßen genaue Prognosestellung nicht möglich ist.

Das metastasierende Mammacarcinom ist wohl mit mehr verschiedenen therapeutischen Mitteln und Methoden angegangen worden als irgendein anderer solider Tumor. Die Literatur darüber ist heute kaum mehr überblickbar und zeichnet sich durch zahlreiche widersprüchliche Berichte aus. Versucht man, die Gründe dieses bedauerlichen und verwirrenden Durcheinanders der publizierten Meinungen und Beobachtungen aufzudecken, so kommt man zu folgendem Ergebnis:

1. der Spontanverlauf dieser Krankheit ist so vielfältig und unregelmäßig, daß die für jede klinische Beobachtung und therapeutische Aussage grundlegend wichtige *Homogenität des Krankengutes* kaum realisierbar ist. Dieser Schwierigkeit kann durch zwei Maßnahmen begegnet werden: Bildung von in sich möglichst geschlossenen Patientengruppen auf Grund von Kriterien des Alters, der Evolutionstendenz, der Metastasenlokalisation etc. einerseits, und Einschluß einer möglichst großen Zahl von Fällen in jede Studie über ein therapeutisches Prinzip andererseits.

2. Die *Kriterien der Erfolgsbeurteilung* sind von Autor zu Autor sehr verschieden und werden meistens kaum definiert. Subjektive Wirkungen werden mit objektiven Wirkungen vermengt, Tumorregression wird gleichgesetzt mit stationärem Verhalten der Metastasen, Wirkungen von verschiedenartigen gleichzeitig durchgeführten Behandlungen (z. B. Strahlentherapie und Medikamente) werden nicht auseinandergehalten.

Die Einführung des Prinzips der kontrollierten klinischen Studien auf kooperativer Basis (siehe unter VI) hat zu einer wohltuenden Klärung der Situation geführt. Die gleichen Begriffe werden in zunehmendem Maße international angewandt und therapeutische Erfahrungen sind untereinander vergleichbar geworden. Die im folgenden besprochenen Behandlungsresultate sind weitgehend anhand solcher gut organisierten prospektiven klinischen Studien gewonnen worden und können deshalb allgemeine Gültigkeit beanspruchen.

A. Grundlagen

Die Brustdrüse steht — obschon sie kein lebenswichtiges Organ ist — unter dem Einfluß einer größeren Zahl von Hormonen als irgend ein anderes Gewebe des menschlichen Organismus. Fast alle Hormone des Hypophysenvorderlappens beeinflussen — direkt oder indirekt — eine oder mehr der vier Entwicklungs- und Funktionsphasen der Mamma: rudimentäres Wachstum, Pubertätswachstum, Entwicklung in der Schwangerschaft und Lactation [70, 124, 165]. Auch der Hypothalamus scheint die hypophysäre mammotrope Sekretion zu beeinflussen („Prolactin-inhibiting factor"). Dazu kommen die Hormone des Ovars, der Nebennierenrinde, der Schilddrüse und der Placenta. Mehrere Hormone wirken synergistisch auf die Mamma ein.

Es ist deshalb verständlich, daß auch die hormontherapeutische Beeinflussung des Mammacarcinoms — die ja nur auf Grund des teilweisen Weiterbestehens einer endokrinen Steuerung möglich ist — komplizierter Natur ist. In der Tat gibt es Anhaltspunkte der Einwirkung einer Vielzahl von Hormonen und Hormonkombinationen auf die maligne entartete Brustdrüse. Anderseits beeinflußt die Ausschaltung verschiedener endokriner Drüsen das Tumorwachstum, so daß die therapeutischen Möglichkeiten bei dieser Geschwulstart zahlreich sind.

Allen gemeinsam ist die *Umstimmung des endokrinen Milieus*. Zur Erlangung eines therapeutischen Effektes scheint es wichtig zu sein, die hormonale Umgebung radikal zu verändern: brüske Wegnahme oder Zerstörung einer endokrinen Drüse, Anwendung sehr hoher — pharmakologischer, nie physiologischer — Hormondosen. Man kann von einem therapeutischen „Hormonschock" reden.

Es gibt hormonabhängige und hormonunabhängige Mammacarcinome. Die hormonabhängigen Tumoren verlieren diese Eigenschaft immer nach einer gewissen Zeit, meistens aber zunächst nicht vollständig, sondern nur gegenüber dem zuletzt angewandten „Schock".

Wir unterscheiden somit ablative Behandlungsmethoden: Ovarektomie, Adrenalektomie, Hypophysektomie, und additive Behandlungsmethoden: Sexualhormone, Corticosteroide, synthetische Steroide und steroid-ähnliche Substanzen. Es steht fest, daß sich mit der Entfernung von Drüsen innerer Sekretion im allgemeinen bessere und längerdauernde Remissionen erzielen lassen als mit der Verabfolgung von Hormonen oder hormonähnlichen Substanzen.

B. Therapie durch Hormonentzug

Das allen diesen Maßnahmen zu Grunde liegende Prinzip ist die möglichst vollständige Ausschaltung der Produktionsstätte von Hormonen, die Wachstum und Ausbreitung des Mammacarcinoms ermöglichen bzw. fördern. Es wird eine Änderung des hormonalen Milieus angestrebt, in dem sich der Tumor entwickeln konnte. Wie wir gesehen haben, gibt es zu diesen Therapiemethoden kaum ein verläßliches analoges Tiermodell. Ihre Entstehung und Entwicklung erfolgte empirisch anhand oft zufälliger Beobachtungen in der Klinik. Auch heute sind wir noch weitgehend auf klinische Versuche und Erfahrungen angewiesen.

1. Die Ausschaltung der Ovarialfunktion

a) Entstehung und Prinzip

Am Kongreß der Deutschen Gesellschaft für Chirurgie schlug SCHINZINGER 1889 vor, „bei noch menstruierten Frauen die Kastration vorhergehen zu lassen, bevor die Operation des Mammacarcinoms gemacht wird". Diesen Vorschlag begründete der Freiburger Chirurg folgendermaßen: „Ich habe die Erfahrung gemacht, daß je jünger das Individuum, desto schlimmer die Prognose bei Carcinom sich gestaltet, besonders zur Zeit des Menstruationswechsels. Ich habe mir deshalb die Frage gestellt, ob wir nicht die etwas unangenehme Aufgabe übernehmen könnten, die Damen rascher alt zu machen, und zwar dadurch, daß wir durch die Kastration die Brustdrüsen rascher atrophieren machen und dem Krebsknoten die Möglichkeit geben, sich in dem schrumpfenden Gewebe abzukapseln [163]." Diese Idee — französische Kritiker bezeichneten sie einige Jahre später als „drastisch" — hat SCHINZINGER selbst merkwürdigerweise nie in die Tat umgesetzt.

Unabhängig von ihm, und auf Grund ganz anderer und viel komplizierterer Überlegungen schlug BEATSON, ein Chirurg am Cancer Hospital von Glasgow, die Ovarektomie bei Patientinnen mit Brustkrebs vor [10]. Seine Gedankengänge waren recht originell, wenn auch nicht durchwegs leicht verständlich. Auf Grund histologischer Studien war er schon 1876 zur Überzeugung gelangt, daß die cellulären Veränderungen in der Milchdrüse während der Lactation und bei krebsiger Entartung gleichartig seien. Beiden Zuständen sei eine Proliferation von Epithelzellen gemeinsam, die die Milchgänge und die Acini ausfüllen. Während aber diese Zellen bei der Lactation sich vacuolisieren und „fettig entarten", um schließlich als Milch nach außen ausgeschieden zu werden, durchwachsen sie in der carcinomatösen Brustdrüse die Acinuswände und die Milchgänge, um das umgebende Gewebe zu infiltrieren. Da somit für BEATSON die krebsige Entartung einer abortiven Milchsekretion gleichkam, suchte er nach Mitteln, die stockende Ausscheidung wieder in Gang zu setzen. Dadurch sollte es logischerweise gelingen, die Cancerisierung rückgängig zu machen. Zufällig erfuhr er, daß in Australien die Mutterkühe im Anschluß an die Geburt eines Kalbes kastriert werden, was eine unbeschränkte Milchproduktion zur Folge habe. Die Assoziation zwischen dieser eigenwilligen Auffassung der krebsigen Entartung der menschlichen Milchdrüse und der Beobachtung australischer Landwirte bewogen BEATSON, am 15. Juni 1895 bei einer 33jährigen Patientin mit lokal rezidivierendem Mammacarcinom die Eierstöcke zu exstirpieren. Der Erfolg war spektakulär und BEATSON konnte die Patientin 11 Monate nach der Operation ohne feststellbare Krankheitszeichen der Edinburgher Ärztegesellschaft vorstellen.

Bei der gleichen Gelegenheit berichtete BEATSON über die zweite von ihm kastrierte Patientin, bei der er einen deutlichen Rückgang regionaler Metastasen während ca. 3 Monaten beobachten konnte. Die Patientinnen erhielten gleichzeitig Thyreoideaextrakt als „starkes lymphatisches Stimulans". Eine dritte im gleichen Bericht erwähnte Patientin, die sich bereits in der Menopause befand, wurde nur (erfolglos) mit Schilddrüsenextrakt behandelt. Der Ursprung dieser Medikation, die in der Folge auch von vielen anderen Chirurgen den ovarektomierten Patientinnen verschrieben wurde, ist nicht klar.

Der ausführliche erste Bericht BEATSONs aus dem Jahr 1896 [10] verdient auch deshalb besondere Beachtung, weil der Autor darin auf die fehlende Innervation der Milchdrüsen hinweist und einen anderen Regulationsmechanismus „à distance" postuliert. Die Beobachtung der Kastrationswirkung auf Milchsekretion und Carcinomwachstum führt zu folgender Feststellung: „Im Eierstock und im Hoden haben wir Organe, die feinere und mysteriösere Einflüsse aussenden als das Nervensystem — Einflüsse, die möglicherweise viel wirkungsvoller sind als die der Nerven ...." Damit ist die Hormonwirkung der innersekretorischen Drüsen charakterisiert. Er sagt auch: Wir müssen in den Ovarien den Sitz der Krebsentstehung, jedenfalls der Entstehung des Mammacarcinoms, sehen; mit aller Wahrscheinlichkeit erzeugen die Eierstöcke auch die Neoplasien der weiblichen Geschlechtsorgane, möglicherweise Geschwülste anderer Organe. Mit dieser Hypothese hat BEATSON das Resultat zahlreicher Tierexperimente des folgenden halben Jahrhunderts intuitiv vorweggenommen. Gleichzeitig stellt er sich entschieden gegen die damals vorherrschende „parasitische Theorie" der Krebsentstehung.

Angeregt von BEATSON wurde die Kastration um die Jahrhundertwende von einer kleinen Anzahl englischer und französischer Chirurgen bei Patientinnen mit Brustkrebs durchgeführt. 1905 berichtete LETT über 99, zum Teil aus der Literatur zusammengestellte Fälle [114]. Bei über einem Drittel führte die Operation zu einem deutlichen Erfolg. Patientinnen in vorgerücktem Alter (über 50 Jahre) sprachen eindeutig weniger gut an. Die Operationsmortalität der Kastration betrug 6%. Von deutschen Autoren wurde bereits die prophylaktische Kastration diskutiert (MICHELS, 1905 [133]; CAHEN, 1909 [26]).

Merkwürdigerweise sagt BEATSON später, daß die Methode sich nicht für metastasierende Carcinome eigne [11]. Es ist nicht klar, warum während der folgenden Jahrzehnte diese Behandlungsmethode mit einer eindeutig belegten günstigen Wirkung bei über 30% der

Mammacarcinompatientinnen weitgehend in Vergessenheit geraten konnte, obwohl keine andere gleich wirksame oder wirksamere Palliativbehandlung bekannt war. Schon kurz nach der Entdeckung der Röntgenstrahlen wurde deren atrophierende Wirkung auf die Gonaden festgestellt (DE COURMELLES, HALBERSTAEDTER, 1905 [39, 66]) und im Sinne einer Röntgenkastration bei Mammacarcinom mit Erfolg angewandt. Aber auch diese Methode wurde erst in den zwanziger Jahren wieder aufgegriffen. 1914 bemerkt TOREK im Zusammenhang mit der Publikation von zwei Kastrationserfolgen: „Die Kastration sollte nicht gänzlich auf den Haufen des therapeutischen Unsinns (therapeutic rubbish) geworfen werden, was die meisten von uns getan haben, sondern wir sollten uns in solchen Fällen an sie erinnern, bei denen wir keine bessere Behandlung vorschlagen können [182]."

Erst in den vierziger Jahren wurde die Ovarektomie als Therapiemethode beim metastasierenden Mammacarcinom wieder aufgegriffen [77, 169] und hat sich seither als wirksamste endokrine Maßnahme im Behandlungsplan dieser Carcinomart fest etabliert.

Auf die zahlreichen Tierversuche, die eine Abhängigkeit zwischen der Eierstockaktivität und der Entstehung bzw. dem Wachstum von Milchdrüsentumoren beweisen, wurde weiter oben schon eingegangen. Die Tierversuche haben der Klinik nicht als Grundlage gedient, sondern wurden erst im Anschluß an klinische Beobachtungen durchgeführt. LATHROP und LOEB [111] fanden 1916, daß die Ovarektomie die Entstehung von Mammatumoren bei Mäusen weitgehend verhindert. Der gleiche Eingriff bei schon etablierten Tumoren beeinflußt jedoch — im Gegensatz zu den Erfahrungen der Klinik — ihr Wachstum nicht. Andererseits führt die Transplantation von Eierstöcken in männliche Mäuse, bzw. die Zufuhr von Oestrogenen, zum Angehen von (spontan nicht beobachteten) Mammatumoren [109].

Um zu prüfen, ob auch beim Menschen die Eierstöcke eine Rolle bei der Entstehung des Mammacarcinoms spielen, untersuchte HERRELL das Krankengut der Mayo Clinic [73]. Er fand in 1,5% von 1906 Patientinnen mit Mammacarcinom in der Anamnese eine chirurgische Kastration vor der Diagnose des Mammacarcinoms. Demgegenüber betrug der Prozentsatz der Kastration in einer Vergleichsgruppe von 1011 Patientinnen der gleichen Altersgruppen ohne Brustkrebs 15,4. DARGENT fand unter 2000 Mammacarcinomfällen 32 bereits früher kastrierte Patientinnen (1,6%) [37], also den gleichen Prozentsatz. Aus diesen Beobachtungen kann — mit Vorbehalt — geschlossen werden, daß den Ovarien eine gewisse Rolle auch bei der Entstehung des menschlichen Mammacarcinoms zufällt. Da jedoch Mammacarcinome bei früher kastrierten Frauen auftreten können, ist diese Rolle keineswegs absolut.

Die theoretischen Grundlagen des Eingriffes, die man nach der Feststellung seiner Wirksamkeit nachträglich zu erarbeiten versucht hat, sind auch heute nicht überzeugend. Im Tierversuch konnte ein analoger Effekt bisher nur beim methylcholanthren-induzierten Mammatumor der Ratte (Huggins [82]) gezeigt werden. Sommers [171] hat bei Patientinnen mit Mammacarcinom eine Hyperplasie und eine Hyperfunktion der Ovarien gefunden. Seine Beobachtungen sind jedoch nicht bestätigt worden. Die Tatsache, daß in einem Fünftel bis einem Drittel der exstirpierten Ovarien Metastasen des Mammacarcinoms gefunden werden [1, 194], ist sicher auch kein Grund zur Ovarektomie. Solche Metastasen sind lediglich Ausdruck einer generalisierten Tumorausbreitung und führen im allgemeinen zu keinen Symptomen. Beim Menschen konnte noch nie mit Sicherheit ein maligner Tumor durch Oestrogenmedikation hervorgerufen werden. Wir können heute als Erklärung der Kastrationswirkung lediglich die dadurch hervorgerufene *radikale Umstimmung des hormonalen Milieus* angeben. Die veränderte endokrine Umgebung bewirkt bei den hormonabhängigen Carcinomen eine temporäre Wachstumshemmung oder eine Rückbildung. Es fällt uns heute jedoch gleich schwer wie Beatson vor 70 Jahren, das Wesen der endokrinen Umstimmung des Organismus oder der Hormonabhängigkeit gewisser Tumoren genauer zu definieren.

b) Indikation und Resultate

Aus den zahlreichen heute vorliegenden Statistiken geht hervor, daß ein Viertel bis ein Drittel der Patientinnen in der Prämenopause auf die Ovarektomie mit einer objektiven Remission reagieren, die im Durchschnitt etwa 10 Monate anhält [116, 147, 183]. Metastasen der Weichteile (Haut, Lymphknoten, Mamma) und des Skelets, sowie evtl. der Primärtumor, werden am besten, Metastasen der Leber und des zentralen Nervensystems am wenigsten beeinflußt.

Die Wirkung der Kastration auf die Tumormanifestationen äußert sich in einer oft dramatischen Regression: Haut- und Weichteilmetastasen bilden sich zurück, Ulcera epithelialisieren sich, Lungenmetastasen verkleinern sich oder verschwinden auf dem Röntgenbild. Osteolytische Herde recalcifizieren, so daß einige Monate nach dem Eingriff die vorher sichtbaren Knochenmetastasen röntgenologisch nicht mehr nachweisbar sind. Auch Lebermetastasen können sich, wenn auch selten, zurückbilden und pathologische Leberfunktionsproben (Enzyme, Bromsulphaleinretention) normalisieren sich. Hypercalciurie und Hypercalciämie können verschwinden.

Gleichzeitig mit diesen objektivierbaren Lokalwirkungen beobachtet man eine Verbesserung des Allgemeinzustandes, Zunahme von Appetit und Körpergewicht, von körperlicher und geistiger Aktivität. Die am frühesten — oft wenige Stunden nach dem Eingriff — feststellbare Wirkung einer erfolgreichen Ovarektomie ist die Schmerzfreiheit. Das schlagartige Verschwinden schwerster diffuser Skeletschmerzen, das die Patientinnen schon beim Erwachen aus der Narkose feststellen, gehört zu den eindrücklichsten Therapieeffekten der ärztlichen Praxis. Bis heute unerklärt ist die Tatsache, daß diese deutliche Beeinflussung der Schmerzen nicht immer mit einem objektiven Rückgang der Metastasierung einhergeht. Es werden zuweilen Patientinnen beobachtet, die im Anschluß an die Kastration wohl eine deutliche subjektive und oft anhaltende Besserung verspüren, bei denen jedoch das Metastasenwachstum in Skelet und Weichteilen unbeeinflußt weiterschreitet. Ganz analoge Beobachtungen liegen auch nach der Exstirpation der Nebennieren und der Hypophyse vor (s. S. 22).

Zu welchem Zeitpunkt bietet die Kastration die beste Erfolgsaussicht? Wie bei allen Überlegungen betreffend die Therapie des metastasierenden Mammacarcinoms ist auch hier das absolute Alter der Patientin weniger wichtig als das Alter im Verhältnis zur Menopause. Die Kastration ist bei Frauen kurz vor Menopauseeintritt am wirksamsten. Da jedoch das Aufhören der Menstruation keineswegs eine Stillegung der Ovarialtätigkeit bedeutet, scheint es logisch, auch bei älteren Frauen noch die Eierstöcke zu exstirpieren. Tatsächlich kommt es auch in der Menopause zu Tumorregressionen im Anschluß an die Kastration, wobei die Resultate mit zunehmendem Abstand vom Menopauseeintritt schlechter werden. Es kann heute als gesichert gelten, daß die Kastration bis fünf Jahre nach Menopausebeginn noch sinnvoll ist. Ein eindrückliches Ansprechen auf diesen Eingriff ist jedoch auch für Patientinnen im Alter von 70 und mehr Jahren belegt. In Einzelfällen kann somit die Kastration durchaus noch in vorgerücktem Alter in Frage kommen. Wir richten uns nach dem Grad des jugendlichen Aussehens der Patientin, nach dem Hautturgor, eventuell nach der FSH-Ausscheidung im Urin und nach dem Resultat der Vaginalcytologie (Oestrogenaktivität). Nicht leicht verständlich ist die Beobachtung, daß sehr junge Patientinnen (unter ca. 35 Jahren) weniger häufig auf die Ovarektomie ansprechen als ältere Frauen in der Prämenopause [179].

Wir haben gesehen, daß nur ca. ein Drittel der Patientinnen Vorteil aus der Kastration ziehen. Gibt es eine Möglichkeit, die nicht auf diesen Eingriff ansprechenden Kranken im voraus zu erkennen und vor der für sie unnötigen Operation zu schützen? Trotz vielfältiger Bemühungen (siehe unter D, 3.) ist es bis heute nicht gelungen, zuverlässig hormonabhängige von hormonunabhängigen Tumoren zu unterscheiden. Wir wissen jedoch aus Erfahrung, daß der zeitliche Abstand zwischen der Operation des Primärtumors und dem Auftreten von Metastasen, das sog. *freie Intervall*, von großer prognostischer Bedeutung ist. Es hat sich gezeigt, daß Frauen mit einem freien Intervall von ca. 2 Jahren etwa doppelt so häufig und doppelt so lang auf die Ausschaltung der Eierstöcke ansprechen als Patientinnen mit einem freien Intervall von weniger als einem Jahr. Die gleiche Beobachtung gilt für alle anderen hormontherapeutischen Maßnahmen.

Für hysterektomierte Frauen, bei denen die Menstruation als Kriterium wegfällt, muß das mutmaßliche Menopausealter festgelegt werden. Dies kann mittels der Vaginalcytologie oder/und der FSH-Bestimmung im Urin geschehen. Wir wissen auch, daß bei Patientinnen mit Mammacarcinom die Menopause durchschnittlich erst im 52. Altersjahr eintritt, also signifikant später als bei der Normalbevölkerung [152].

Zusammenfassend kann die Indikation zur Ausschaltung der Eierstöcke wie folgt umschrieben werden:

1. *Grundsätzlich* als erste hormontherapeutische Maßnahme bei allen Patientinnen in der Prämenopause, sowie in den ersten fünf Jahren nach Menopauseeintritt (bzw. bis zum Alter von ca. 57 Jahren).

2. *Bessere Resultate* kurz vor der Menopause, bei Patientinnen mit Weichteil- und/oder Skeletmetastasen, mit Schmerzen, mit einem freien Intervall (zwischen Krankheitsbeginn und Metastasensymptomen) von zwei und mehr Jahren.

3. *Schlechtere Resultate* bei Patientinnen im Alter von unter 35 Jahren oder von mehr als fünf Jahren nach Menopausebeginn, mit Organmetastasen (besonders Leber und Zentralnervensystem), mit einem freien Intervall von weniger als zwei Jahren.

c) Durchführung und Nebenerscheinungen

Die Ausschaltung der Eierstöcke ist durch chirurgische Exstirpation oder durch Ovarbestrahlung zu erreichen. Über beide Methoden liegen umfangreiche Erfahrungen vor [29, 88, 158]. Bei richtiger Technik führen beide Methoden zum gleichen Ziel. Die eine ist jedoch mit dem — an sich geringen, durch die Krankheit aber oft beträchtlich erhöhten — Risiko einer Narkose und einer Operation verbunden, die andere nicht. Es gilt deshalb, Vor- und Nachteile der beiden Methoden einander gegenüberzustellen.

Die *Ovarektomie* hat folgende Vorteile:

1. Sichere Entfernung der Adnexe unter direkter Sicht. Allerdings kann die Operation in vereinzelten Fällen durch entzündungs- oder metastasenbedingte Verwachsungen im kleinen Becken technisch recht schwierig sein. Es sind Fälle bekannt, wo unabsichtlich Ovarteile zurückgelassen wurden.

2. Die Eröffnung der Bauchhöhle erlaubt es dem Chirurgen, visuell und/oder durch Tasten eventuelle weitere Metastasen zu erfassen: Peritoneum, Leber u.a.m. Der Feststellung solcher auf anderem Wege kaum diagnostizierbarer Metastasen kommt eine beträchtliche prognostische Bedeutung zu.

3. Wohl der wichtigste Vorteil gegenüber der Ovarbestrahlung ist der sofortige Eintritt der Kastrationswirkung. Der oben beschriebene analgetische Effekt wird nach der Radiomenolyse kaum beobachtet. In den klinischen Situationen, die eine therapeutische Kastration indizieren

(rasches Metastasenwachstum, Schmerzen), ist es in der Regel von größter Wichtigkeit, das Resultat der Maßnahme — sei es positiv oder negativ — möglichst rasch zu kennen. Ein günstiges Ansprechen auf die Ovarektomie wird in den meisten Fällen leicht festzustellen sein. Es erlaubt ein Zuwarten ohne weitere Therapie bis zum Eintritt des Rezidivs. Auch das Nichtansprechen auf die Ovarektomie wird wohl immer innert 10 bis 20 Tagen nach dem Eingriff feststellbar sein. In diesem Falle kann ohne Zeitverlust ein weiterer Therapieversuch angeschlossen werden.

Ein Nachteil der Ovarektomie besteht in der Gefahr dieses chirurgischen Eingriffes bei einem schwer kranken Patienten, besonders wenn viscerale Metastasen (Lungen, Pleura, Leber, ZNS) oder metabolische Komplikationen (Hypercalciämie) vorliegen. Eine Operationsmortalität von bis zu 6% wird registriert [172]. Auch die Gefahr einer Tumorstimulation durch den Eingriff ist zu erwähnen [198]. Solche Beobachtungen sind jedoch extrem selten (siehe unten).

Die *Ovarbestrahlung oder Radiomenolyse* hat den Vorteil, die Patientin weder subjektiv noch objektiv erheblich zu belasten. Ihre Nachteile sind:

1. Als „blinde" Methode ist die Ovarbestrahlung bei anatomischen Anomalien, durch nachgewiesene individuelle Schwankungen der Strahlenempfindlichkeit und eventuell aus technischen Gründen mit einem Unsicherheitsfaktor belastet. Es ist erwiesen, daß zur Ovarausschaltung bei jungen Patientinnen größere Strahlendosen nötig sind, als bei Patientinnen kurz vor der Menopause.

2. Der größte Nachteil der Strahlenkastration ist ihr protrahierter Wirkungseintritt. Messungen der Oestrogenausscheidung im Urin und die Registrierung des klinischen Effektes haben gezeigt, daß drei bis sechs (evtl. mehr) Monate vergehen, bis eine der Ovarektomie entsprechende Ausschaltung der Eierstocksfunktion erreicht worden ist. Es ist jedoch in den wenigsten Fällen möglich, während so langer Zeit bei einer symptomatischen Patientin keine zusätzliche Behandlung durchzuführen. Jede in dieser Latenzzeit verabfolgte Therapie wird die Abschätzung des Kastrationseffektes weiterhin erschweren oder ganz verunmöglichen. Die Beurteilung der Wirkung der Ovarausschaltung auf das Tumorwachstum ist aber, wie unten dargelegt, für das Aufstellen des weiteren Behandlungsplanes von entscheidender Wichtigkeit.

Aus dieser Gegenüberstellung folgt, daß die Kastration aus therapeutischer Indikation wenn immer möglich operativ durchgeführt werden soll. Nur bei inoperablen Patientinnen und in den seltenen Situationen, die ein Abwarten von drei bis sechs Monaten erlauben, sowie für die prophylaktische Ausschaltung der Ovarien (siehe unten) ist die Radiomenolyse indiziert.

Die *Kombination der Kastration mit einer anderen hormontherapeutischen Maßnahme* ist immer wieder vorgeschlagen worden.

Insbesondere wurden und werden vielerorts Kastration und Androgentherapie gleichzeitig angewandt in der Absicht, einen möglichst durchgreifenden „antioestrogenen" Effekt zu erzielen. Eine unmittelbar an die Kastration sich anschließende Prednisonbehandlung dient im Sinne einer „medikamentösen Adrenalektomie" der gleichzeitigen Ausschaltung der aus der Nebennierenrinde stammenden Oestrogene [21, 147]. Die Kombination Ovarektomie/Adrenalektomie wird weiter unten besprochen. Weder für die Kombination Kastration/Androgene noch für die Kombination Kastration/Corticosteroide konnte bis heute bewiesen werden, daß die Wirkung besser ist oder länger anhält als bei einer zeitlich gestaffelten Anwendung der einzelnen hormonalen Maßnahmen. Da die Wirkung der Ovarektomie im allgemeinen rasch und sicher Auskunft gibt über Hormonabhängigkeit oder Hormonunabhängigkeit des Mammacarcinoms soll eine gleichzeitige andere Therapie, die diese wichtige Beurteilung erschweren oder verunmöglichen würde, grundsätzlich vermieden werden.

Die Folgen der Ausschaltung der Ovarialfunktion sind alle Erscheinungen einer physiologischen Menopause. Im Gegensatz zur meist jahrelang dauernden hormonalen Umstellung der Menopause vollzieht sich der Wechsel nach der Kastration — je nach Methode — innert Tagen oder Monaten. Die zur Bekämpfung der Menopauseerscheinungen angewandten Hormonpräparate, deren wichtigster Bestandteil Oestrogene sind, dürfen unter keinen Umständen im Anschluß an die Kastration bei Patientinnen mit Mammacarcinom verschrieben werden. Solche kleine Oestrogenmengen könnten eine Stimulierung des Tumorwachstums zur Folge haben. Die unangenehmen subjektiven Symptome (Schwitzen, Wallungen, Erregtheit etc.) können im allgemeinen mittels Benzodiazepinderivaten, Barbituraten, o. ä. weitgehend gemildert werden. Störungen des Lipidstoffwechsels werden regelmäßig beobachtet; kastrierte Frauen nehmen während des ersten Jahres nach dem Eingriff durchschnittlich 4 kg an Körpergewicht zu. Der Cholesteringehalt des Serums steigt und arteriosklerotische Veränderungen sind häufig [161]. Auch kann sich mit der Zeit die für den Oestrogenentzug typische Osteoporose einstellen.

Es sind Fälle von Exacerbation des Metastasenwachstums im Anschluß an die Kastration beschrieben worden [198]. Solche Exacerbationen, die sich postoperativ im Auftreten einer Hypercalciämie äußern können, sind als Folge einer Behandlung mit Sexualhormonen besser bekannt (siehe unter F). Die Berichte über die gleichen Erscheinungen nach ablativen hormontherapeutischen Maßnahmen sind so selten, daß der Zusammenhang mit der Drüsenexstirpation fraglich erscheint. Eher handelt es sich bei den mitgeteilten Fällen um ein Nichtansprechen auf die Kastration (oder auf die Adrenalektomie) mit unkontrolliertem und raschem Weiterwachsen der Metastasen. Theoretisch könnte eine solche

Exacerbation nach Kastration durch ein plötzliches Freiwerden von tumorstimulierenden Hypophysenhormonen erklärt werden.

d) Die prophylaktische Kastration

Man bezeichnet die Ausschaltung der Ovarialfunktion bei Patientinnen ohne nachweisbare primäre oder metastatische Tumormanifestationen als prophylaktische Kastration. Ihr Ziel ist die Erhöhung der Heilungschance bei einer Patientin mit makroskopisch radikal entferntem Mammacarcinom. Sie wurde schon vor 80 Jahren von SCHINZINGER vorgeschlagen [163] (s. S. 11). Ihre theoretische Grundlage ist die supponierte Abhängigkeit der Tumorzellen von der ovariellen Hormonproduktion. Diese Theorie wird gestützt durch die schon weiter oben zitierten Untersuchungen von HERRELL [73] und von DARGENT [37] über das Auftreten eines Mammacarcinoms bei vorgängig aus anderen Gründen kastrierten Frauen. Beide fanden bei Serien von je ca. 2000 Mammacarcinompatientinnen in der Anamnese zehnmal weniger häufig eine Kastration als bei einer Vergleichsgruppe von Frauen ohne Mammacarcinom.

Man findet in der Literatur — wie für alle anderen Aspekte der Hormontherapie des Mammacarcinoms — widersprüchliche Statistiken; solche, die den Wert der prophylaktischen Kastration beweisen und solche, die ihre Wirkungslosigkeit attestieren. Die für die Wirksamkeit des Eingriffs sprechenden Untersuchungen sind auf Grund der Patientenauswahl (keine Randomisierung der verglichenen Serien) und wegen ungenügender Angaben als nicht beweisend zu betrachten. Die in den letzten Jahren begonnenen allein sinnvollen prospektiven Studien auf einwandfreier statistischer Grundlage sind noch nicht auswertbar [147]. Die methodisch besten heute vorliegenden Untersuchungsreihen zeigen einen Trend zu Gunsten der prophylaktischen Kastration [148], bzw. eine das freie Intervall zwischen der Operation des Primärtumors und dem Auftreten von Metastasen verlängernde Wirkung, jedoch bei unbeeinflußter Überlebenszeit [99]. Die besonders interessanten Untersuchungen von NISSEN-MEYER [148] lassen noch keinen Schluß auf die Wirksamkeit der prophylaktischen Kastration bei noch menstruierenden Patientinnen zu, beweisen jedoch, daß — unerwarteterweise — die Prognose von Patientinnen jenseits der Menopause durch eine Ovarbestrahlung signifikant verbessert wird.

Bis zu dem in absehbarer Zeit zu erwartenden endgültigen Entscheid über die Wirksamkeit oder Nutzlosigkeit der prophylaktischen Ausschaltung der Ovarfunktion ist ihre routinemäßige Durchführung aus folgenden Gründen nicht gerechtfertigt: Eine Patientin, der man wegen Carcinom eine Mamma entfernen muß, erleidet durch diese Operation ein schweres psychisches Trauma. Dieses Trauma wird noch sehr viel größer, wenn ihr — kurz nach dem verstümmelnden und ihre Weiblichkeit treffenden Eingriff — noch die Herausnahme der Eierstöcke oder deren Bestrahlung vorgeschlagen wird, eine Maßnahme, deren Sinn für den Laien ja schwer verständlich ist. Wir wissen, daß bei radikal entferntem Primärtumor die Chance der definitiven Heilung ca. 50% beträgt. Bei der Hälfte der Patientinnen wird die prophylaktische Kastration somit unnötig gewesen sein. Jede betroffene Patientin wird aber definitiv unfruchtbar gemacht, mit allen seelischen Folgen, die dieser Zustand mit sich bringt. Sie wird auch unnötigerweise den somatischen Folgen der verfrühten Menopause ausgesetzt: Osteoporose, Hypercholesterinämie etc.

Aus einem weiteren Grund ist die prophylaktische Kastration vorläufig, d. h. bis zum eindeutigen Beweis ihrer Wirksamkeit, abzulehnen: wegen des möglichen Schutzeffekts der Schwangerschaft (siehe unter G). Tatsächlich ist ein besonders günstiger Krankheitsverlauf bei Patientinnen, die nach Radikaloperation Schwangerschaften durchmachen, statistisch belegt worden [16, 156].

Auf Grund von heute gesichert scheinenden Erkenntnissen gelten folgende Regeln bezüglich der prophylaktischen Kastration:

1. Keine routinemäßige Durchführung in der Prämenopause.
2. Bei Patientinnen mit nachgewiesenen axillären Metastasen oder mit entzündlichem Carcinom (schlechtere Prognose): Vorschlag des Eingriffes, falls schon Kinder vorhanden sind und/oder kein ausgesprochener Kinderwunsch besteht. Es soll jedoch kein Druck auf die Patientin ausgeübt werden. In dieser Situation handelt es sich bei einem Teil der Frauen nicht um eine prophylaktische, sondern eher um eine therapeutische Maßnahme („frühe therapeutische Kastration").
3. Routinemäßige Durchführung der Ovarbestrahlung bei Patientinnen in der Menopause bis zum Alter von 70 Jahren (risikofreie Maßnahme, kaum somatische oder psychische Nebenerscheinungen, fast sichere Verbesserung der Prognose).
4. Prophylaktische Kastration in der Regel durch Ovarbestrahlung, da in dieser Situation — im Gegensatz zur therapeutischen Kastration — ein rascher Wirkungseintritt nicht erforderlich ist und der Erfolg nicht anhand der Veränderung von Metastasen, sondern nur durch Beobachtung des weiteren Verlaufes (Dauer des freien Intervalles oder Überlebensdauer) beurteilbar ist.

2. Die Ausschaltung der Nebennierenrinde und der Hypophyse

a) Entstehung und Prinzip

Im Gegensatz zur Ovarektomie, die als carcinom-therapeutische Maßnahme zuerst beim Mammacarcinom durchgeführt wurde, galt die erste Adrenalektomie der Beeinflussung eines metastasierenden Prostatacarcinoms (HUGGINS, 1945; siehe unter IV). An Analogie zur Begründung des Eingriffes beim Prostatacarcinom — Ausschaltung der „nächsthöheren Drüse" zur Unterdrückung der Androgensekretion der Nebennierenrinde nach vorangegangener Kastration — ist auch die Begründung der Adrenalektomie beim Mammacarcinom die Unterbindung der nach der Kastration noch verbleibenden hauptsächlichen Oestrogenquelle. Aus Tierversuchen wissen wir, daß die Nebennierenrinde im Anschluß an die Gonadektomie hypertrophiert und weitgehend die innersekretorischen Funktionen der Geschlechtsdrüsen übernimmt.

1952 führten HUGGINS und BERGENSTAL die ersten Adrenalektomien beim metastasierenden Mammacarcinom durch [81]. Drei der sieben ersten Patientinnen zeigten eine Regression der Metastasen im Anschluß an die Operation. In der Folge wurde dieser Eingriff an vielen Zentren zur zweiten Routineoperation nach Aufhören der Wirkung der Kastration. Anläßlich eines internationalen Kolloquiums im Mai 1966 wurde von 10 verschiedenen Behandlungszentren über ca. 3000 Adrenalektomien berichtet [38]. Die Zahl der bisher durchgeführten Adrenalektomien beim metastasierenden Mammacarcinom dürfte heute noch beträchtlich höher liegen.

Ebenfalls in das Jahr 1952 fällt die Einführung der Hypophysenausschaltung in den Behandlungsplan metastasierender Tumoren. Die palliative Wirkung auf das metastasierende Prostatacarcinom und auf das metastasierende Mammacarcinom wurde gleichzeitig von mehreren Arbeitsgruppen mitgeteilt [123, 155].

Auf dem Wege zur operativen Ausschaltung aller theoretisch möglichen tumorstimulierenden Hormone bedeutet die Hypophysektomie den letzten logischen Schritt. Zusätzlich zu den aus der Nebenniere stammenden Oestrogenen und Androgenen entzieht die Hypophysektomie dem Organismus weitere Hormone, die das Tumorwachstum möglicherweise unterhalten: besonders Somatotropin oder Wuchshormon und Prolactin.

Seit den ersten Publikationen über die Exstirpation der Hypophyse auf neurochirurgischem Wege haben sich auch Otorhinolaryngologen und Radiotherapeuten mit der Hypophysenausschaltung befaßt. Heute liegen die Erfahrungen mit einer ganzen Reihe verschiedener chirurgischer, radiotherapeutischer und nuclearmedizinischer Methoden vor. Am internationalen Kolloquium über die endokrine chirurgische Therapie des metastasierenden Mammacarcinoms (Mai 1966) wurde aus etwa 20 verschiedenen Behandlungszentren über mehr als 3000 Hypophysektomien oder Strahlenzerstörungen der Hypophyse berichtet [38].

b) Indikation und Resultate

Die Ausschaltung der Nebennieren- und Hypophysenfunktion ist gewöhnlich der zweite oder dritte Schritt im endokrinen Therapieplan des metastasierenden Mammacarcinoms. Es hat sich gezeigt, daß solche

Patientinnen am besten darauf ansprechen, die bereits nach Ovarektomie oder nach Hormonbehandlung in eine Remission gekommen sind. Wir haben allerdings noch zu wenig Erfahrung mit einer Durchführung dieser Eingriffe weiter vorne im Behandlungsplan. Es ist denkbar, daß ihre Wirksamkeit größer wäre bei Anwendung zu einem früheren Zeitpunkt. Alle Metastasenlokalisationen sind dem therapeutischen Einfluß dieser ablativen Maßnahmen zugänglich. Wie bei allen anderen Methoden gibt es jedoch graduelle Unterschiede. So sprechen Patientinnen mit Skelet- oder Weichteilmetastasen besser an als solche mit visceralen (besonders ZNS- und Leber-) Metastasen. Sind Lebermetastasen jedoch noch nicht zu sehr ausgedehnt, so können sie sich nach der Operation zurückbilden [36, 142].

Wie nach der Ovarektomie wird auch im Anschluß an diese sekundären ablativen Therapiemethoden oft eine überaus eindrückliche und sofort wahrgenommene analgetische Wirkung beobachtet. Sie ist nicht immer Ausdruck eines objektiven Ansprechens auf die Behandlung, sondern kann bei ungehemmt fortschreitendem Metastasenwachstum auftreten. Sie scheint zudem nicht spezifisch für hormonabhängige Tumoren zu sein, wird sie doch auch (nach Ausschaltung der Hypophyse) bei Patienten mit schmerzhaften Skeletmetastasen anderer Primärgeschwülste gefunden [87].

Bei Patientinnen, die vorgängig auf endokrine Methoden reagiert haben, deren Tumor somit hormonabhängig oder hormonempfindlich ist, wirken Adrenalektomie und Hypophysektomie sehr viel besser und länger als bei primär hormonresistenten Frauen. Überlebenszeiten von 5 und mehr Jahren nach dem Eingriff sind keine Seltenheit [202]. Objektive Tumorregressionen treten in 30—40% der Fälle auf, subjektive Wirkungen (besonders auf Skeletschmerzen) in 60—80% der Patienten [38].

Die „ideale" Indikation für diese sekundären ablativen Maßnahmen ist somit:

Früheres Ansprechen auf andere endokrine Behandlungen;
schmerzhafte Skeletmetastasen;
viscerale Metastasen geringer Ausdehnung.

Das Alter der Patientinnen spielt hier eine untergeordnete Rolle, wenn auch sehr alte Patientinnen (über 70 Jahre) weniger gut anzusprechen scheinen.

c) Durchführung und Nebenerscheinungen

Die beidseitige Adrenalektomie kann mit verschiedenen chirurgischen Techniken durchgeführt werden: 1. von vorne, transperitoneal, 2. von hinten, 3. von den Seiten. Als Variante sei die von DARGENT zur Vermeidung der Hormonsubstitution eingeführte rechtsseitige Adrenalektomie mit vorgängiger Implantation der linken Nebenniere in die

Milz genannt. (Die Methode ist kompliziert und gelingt relativ häufig nicht.) Auf die technischen Details wie einzeitige oder zweizeitige Operation, Zugangsweg etc. kann nicht eingegangen werden. Über die Ausschaltung der Nebennieren durch Bestrahlung liegen keine Erfahrungen vor. Wahrscheinlich wäre sie ohne schwere Schädigung der benachbarten Organe nicht möglich.

Falls die Kastration nicht schon vorausgegangen ist, wird sie — auch bei alten Patientinnen — gleichzeitig mit der Adrenalektomie durchgeführt. Obschon keine genauen vergleichenden Untersuchungen vorliegen, steht ziemlich sicher fest, daß die Adrenalektomie bei Patientinnen ohne Ovarfunktion besser wirkt.

Die Nebenerscheinungen sind die des vollständigen Entzuges der Corticosteroide. Die Substitution des lebensnotwendigen Cortisons, die natürlich regelmäßig und lebenslänglich erfolgen muß, bietet heute kaum Schwierigkeiten [108]. Sie erfordert jedoch eine ständige ärztliche Überwachung. Durch die einseitige Adrenalektomie und Implantation der kontralateralen Drüse in die Milz wird (nicht in allen Fällen) die exogene Hormonsubstitution überflüssig.

Die Ausschaltung der Hypophysenfunktion erfolgt durch Exstirpation oder durch Zerstörung der Drüse. Die Exstirpation ist auf verschiedene Weise versucht worden. Sie hat den Vorteil der Operation unter direkter Sicht, die eine vollständige Entfernung und eine histologische Untersuchung erlaubt. Sie ist jedoch traumatischer als die Hypophysenzerstörung durch verschiedene physikalische Mittel. Immer häufiger wird deshalb diesen letzteren Techniken der Vorzug gegeben.

Auf technische Details kann nicht eingegangen werden. Es seien lediglich die wichtigsten Methoden angeführt:

a) Die neurochirurgischen Methoden. Die Hypophyse wird im allgemeinen transfrontal angegangen [159]. Anstatt der Ausräumung des Sellainhaltes kann, nach EHNI und ECKLES [45], als weniger traumatischer Eingriff durch den gleichen transfrontalen Zugang der Hypophysenstiel durchtrennt werden.

b) Die rhinologische Hypophysektomie. Von NAGER [140] in den dreißiger Jahren eingeführt, ist diese Methode hauptsächlich von ESCHER [50] weiterentwickelt worden (paranasale transethmoidosphenoidale Hypophysektomie).

c) Die externe Bestrahlung der Hypophyse. LAWRENCE benützt ein Cyclotron, um die Hypophysenfunktion mit schweren Alphapartikeln auszuschalten [112]. Diese einzige unblutige Methode [1] ist sicher am wenigsten traumatisierend, konnte jedoch bis heute wegen des sehr großen technischen Aufwandes nur an einer beschränkten Anzahl von

---

[1] Die Zerstörung der Drüse durch Ultraschallenergie [75] ist in ihrer Wirkung noch nicht beurteilbar.

Patienten und vorläufig nur in Berkeley und Boston angewandt werden. 1966 waren 176 Patienten mit Mammacarcinom auf diese Weise mit gleich gutem oder besserem Resultat behandelt worden, als es mit den anderen Methoden der Hypophysenausschaltung beobachtet wird [38]. Die konventionelle Radiotherapie und die gewöhnliche Hochvolttherapie können zur Zerstörung der Hypophyse nicht verwendet werden.

d) Die stereotaktischen Methoden. Auf stereotaktischem Wege wird unter Röntgenkontrolle eine Hohlnadel in die Sella eingeführt. Durch die Nadel können entweder radioaktive Substanzen (Gold, Yttrium, Phosphor, Radon u. a.) in die Drüse eingelegt werden, die dann durch Gammastrahlen (Radon, Gold) oder durch Betastrahlen (Radon, Phosphor, Gold, Yttrium) zerstört wird [38, 139]. Die Hypophyse kann jedoch stereotaktisch auch durch Kälte- oder durch Wärmecoagulation zerstört werden [200]. Besonders die Einführung einer uni- oder bipolaren Elektrode zur Coagulation unter Röntgenkontrolle scheint dem Ideal einer möglichst vollständigen Zerstörung der Drüse unter Vermeidung von operativen Nebenwirkungen am nächsten zu kommen [204]. Das Loch in der Sella wird durch Einlegen einer Schraube verschlossen.

Während und im Anschluß an die Ausschaltung der Hypophyse muß, wie bei den adrenalektomierten Patienten, eine Corticosteroidsubstitution erfolgen [108]. Zusätzlich zur regelmäßigen und lebenslänglichen Cortisonmedikation wird nach einigen Wochen bis Monaten auch eine Substitution der Schilddrüsensekretion notwendig. Im allgemeinen bietet der Ersatz dieser beiden Hormone keine Probleme.

Die möglichen Komplikationen der Adrenalektomie sind — abgesehen von lokalen oder regionalen operativen Folgen wie Infektion, Hämorrhagien etc. — durch den plötzlichen Ausfall der Nebennierenrindenhormone bedingt. Eine genaue prä-, inter- und postoperative Überwachung und Medikation ist deshalb unumgänglich. Eine sorgfältige Substitution kann heute diese Gefahren vermeiden.

Die Komplikationen der Hypophysektomie sind hauptsächlich: Liquorrhoe, Meningitis, Sehnervschädigung, Diabetes insipidus. Die ersten drei erwähnten Nebenerscheinungen der chirurgischen oder der stereotaktischen Hypophysenausschaltung sind mit zunehmender Erfahrung und durch technische Verbesserungen immer seltener geworden. Der Diabetes insipidus verschwindet in den meisten Fällen nach einigen Tagen bis Wochen von selbst. Persistiert er, so kann er durch Vasopressinspray oder Depotpitressin leicht beherrscht werden [108].

d) Vergleich der beiden Eingriffe

Es hat sich gezeigt, daß beide Methoden zu den gleichen therapeutischen Resultaten führen. Die gleiche klinische Situation ist die Indikation für beide Eingriffe, der gleiche Prozentsatz von Remissionen wird erreicht. Die veröffentlichten Unterschiede in der Wirkung lassen sich meistens mit Verschiedenheiten des Patientengutes und der angewandten Techniken erklären.

In England wird eine prospektive vergleichende klinische Studie durchgeführt mit dem Ziel, einen Vorzug der einen oder der anderen Methode zu entdecken [4]. Die Autoren stellen einen deutlichen Trend zu Gunsten der Hypophysektomie fest. Diese objektiven Befunde und die Tatsache des geringeren Traumas dieses Eingriffes lassen die Hypophysenausschaltung auf stereotaktischem Wege heute als die Methode der Wahl erscheinen.

C. Therapie durch Hormonzufuhr

Androgene und Oestrogene werden in der Therapie des Mammacarcinoms seit über 25 Jahren angewandt. Obschon aus Tierversuchen schon seit der Publikation von LATHROP und LOEB aus dem Jahre 1916 [111] bekannt war, daß Oestrogene das Wachstum von murinen Mammatumoren fördern, daß das „androgene Milieu" der männlichen Tiere für die Entstehung solcher Tumoren jedoch offenbar nicht günstig ist, gehen die ersten klinischen Therapieversuche nicht direkt auf solche Experimente zurück.

Im gleichen Jahre (1939) berichteten ULRICH [185] und LOESER [121] über je zwei Mammacarcinompatientinnen, die unter Testosteronproprionat eine Zustandsbesserung zeigten. ULRICH gab Testosteron als Ergänzung der Ovarektomie als weitere „antioestrogene" Maßnahme und weil er bei chronischen Entzündungen der Brustdrüse sowie bei Blutungen unter Testosteronapplikation schon Besserungen gesehen hatte. LOESER gab das Testosteron auch wegen Metrorrhagien, jedoch gleichzeitig als hypophysenbremsendes Mittel. Er spricht von einer temporären „Hypophysektomie" und von einer antioestrogenen Behandlung. Bei den Patientinnen beider Autoren kam es zu einer Besserung von Schmerzen, zu einem Rückgang von Primärtumor und Ödemen, sowie zu einer vermuteten Verhinderung von Tumorrezidiven.

5 Jahre später wandte HADDOW [65] zum ersten Male synthetische Oestrogene (Triphenylchloräthylen, Stilboestrol) bei einer Reihe von Mammacarcinompatientinnen an. Er ging von der Beobachtung aus, daß viele carcinogene Kohlenwasserstoffe wachstumshindernd auf normale und neoplastische Gewebe wirken. Unabhängig von ihm machte NATHANSON [141] etwa zur gleichen Zeit die Beobachtung, daß Oestrogene bei einer Patientin zur Verkleinerung eines Mammacarcinoms führten. Er hatte ein Oestrogen in der Absicht verabfolgt, in Analogie zu Tierexperimenten eine Wachstumsbeschleunigung des Tumors zu erreichen. Das stimulierte Carcinom sollte in der Folge auf

die geplante Strahlentherapie besser ansprechen. Es zeigte sich dann, daß die Röntgentherapie bei der alten Patientin überflüssig wurde, da der Tumor gegen die Erwartung NATHANSONs bereits auf die Oestrogenmedikation mit einer Regression reagierte. Vereinzelte Fälle von eindrücklicher Tumorrückbildung wurden 1943/44 beschrieben [13, 44].

Seither sind viele klinische Erfahrungen mit Sexualhormonen gewonnen worden. Wie beim Studium der anderen hormontherapeutischen Maßnahmen stößt man auch auf dem Gebiet der additiven Hormonbehandlung des Mammacarcinoms auf zahlreiche sich widersprechende Angaben und man stellt resigniert fest, daß die meisten publizierten Berichte schlecht beurteilbar und nicht miteinander vergleichbar sind. Erst durch die Einführung standardisierter Kriterien für Diagnose, Verlaufskontrolle und Erfolgsbeurteilung in den letzten Jahren ist es möglich geworden, sich ein Bild über die Indikationen und den therapeutischen Wert verschiedener Hormone zu machen [100].

Außer den beiden hauptsächlichen Geschlechtshormonen sind auch andere Hormone und hormonähnliche Substanzen zur Beeinflussung des Mammacarcinoms angewandt worden: Corticosteroide, Progesteron, Thyreoideahormon und eine ganze Reihe von Steroiden, deren Struktur auf verschiedene Weise alteriert wurde. Auch alle möglichen Kombinationen sind versucht worden — bis heute ohne durchschlagenden Erfolg.

1. Die Androgene

Wie zahlreiche gut belegte klinische Beobachtungen zeigen, sprechen ca. 20% aller Patientinnen auf eine genügend hoch dosierte Therapie mit männlichem Sexualhormon an [32]. Dabei scheint das verwendete Hormonpräparat eine untergeordnete Rolle zu spielen. Wichtig ist eine optimale Dosierung, die für Testosteronpropionat mindestens 3mal 100 mg pro Woche i.m. (bzw. 1mal 250 mg eines Depot-Präparates) betragen muß. Peroral kann mit gleicher Wirkung ein fluoriertes Steroid (Fluoxymesteron, Ultandren) in einer Dosierung von 20—30 mg/Tag gegeben werden [97]. Im Gegensatz zur Oestrogentherapie kommen für die Androgenbehandlung auch jüngere Frauen in Frage. Nur die Altersgruppe kurz vor bis ca. 5 Jahre nach Menopauseeintritt ist weitgehend therapieresistent.

Die Androgene hemmen Metastasen aller Lokalisationen (mit Ausnahme der Leber und des ZNS) etwa gleich gut. Eine häufig zitierte Prädilektionswirkung auf Knochenmetastasen ließ sich nicht bestätigen.

Neben ihrer Wirkung auf hormonempfindliche Tumoren haben die Androgene auch einen willkommenen anabolen Effekt. In gewissen Fällen mag auch die bekannte erythropoesesteigernde Eigenschaft zur allgemein günstigen therapeutischen Wirkung beitragen. Bei der Beurteilung des Behandlungsresultates muß sorgfältig zwischen objektiver

Tumorhemmung und diesen unspezifischen Auswirkungen des männlichen Sexualhormons unterschieden werden.

Somit wären die Androgene das ideale Hormon zur Behandlung von Mammacarcinompatientinnen jeden Alters mit Metastasen fast jeder Lokalisation. Leider ist jedoch die Androgentherapie in der für diesen Zweck notwendigen hohen Dosierung mit einer ganzen Reihe unerwünschter *Nebenerscheinungen* belastet:

1. *Virilisierung*. Bei allen Frauen, die während mehr als einem Monat ein Androgenpräparat erhalten, treten Virilisationserscheinungen auf. Diese umfassen Heiserkeit mit anschließendem Tieferwerden der Stimme, Haarwuchs am ganzen Körper, besonders jedoch im Gesicht, Glatzenbildung (temporal, Schädelkuppe), Acne, Rötung im Gesicht, einen „stechenden Blick", Größenzunahme der Clitoris und Zunahme der Libido. Gerade diese letztgenannte Nebenwirkung wird, besonders von alten Patientinnen, häufig als unerträglich empfunden.

Jede Patientin, die einer Androgentherapie unterzogen werden soll, muß auf die zu erwartenden Virilisationserscheinungen aufmerksam gemacht werden. Nach Absetzen der Behandlung gehen diese Symptome nur teilweise und langsam zurück, die Stimme bleibt praktisch immer tief.

2. *Wasserretention*. Diese Nebenerscheinung tritt sowohl bei androgen- als auch bei oestrogenbehandelten Patientinnen auf. Fast alle Steroidhormone haben eine salz- und wasserretinierende Eigenschaft, die besonders bei alten Patientinnen mit latenter oder manifester Kreislaufinsuffizienz zu schweren Zuständen führen kann. Eine genaue Überwachung des Kreislaufs und des Körpergewichtes zu Beginn jeder Steroidhormontherapie ist deshalb angezeigt. Oft bedingt die Hormonbehandlung gleichzeitig eine Digitalisierung, eventuell zusammen mit diuretischer Medikation.

3. *Hypertonie*. Der Blutdruck muß bei allen androgenbehandelten Patientinnen regelmäßig kontrolliert werden. Oft ist die Anwendung von blutdrucksenkenden Mitteln nicht zu umgehen.

4. *Erythrocythämie*. Die erythropoesestimulierende Wirkung der Androgene ist bekannt. In einzelnen Fällen werden unter langdauernder Therapie polycythämieähnliche Zustände ausgelöst, die manchmal ihrerseits einer Behandlung bedürfen.

5. *Hypercalciämie und Schmerzzunahme*. Zu Beginn der Androgenbehandlung tritt in 10—20% der Fälle eine Exacerbation der Skeletschmerzen, evtl. mit Anstieg des Serumcalciums auf (s. S. 43). Sie ist, wie weiter unten dargelegt, nur in seltenen Fällen ein Grund zum Therapieunterbruch. Meistens handelt es sich um eine initiale Tumorstimulierung, die nach einigen Tagen (oder höchstens Wochen) unter fortgesetzter Androgenapplikation einem günstigen Effekt Platz macht [7]. Von dieser Erscheinung streng zu trennen ist die trotz Hormon-

therapie weiterschreitende Tumorausbreitung der Patientinnen mit hormonunempfindlichem Carcinom.

Bei Patientinnen, die unter Androgenen eine objektive Remission zeigen, wird die günstige Wirkung im allgemeinen innert zwei Monaten nach Therapiebeginn erkennbar. Skeletschmerzen verschwinden, osteolytische Herde recalcifizieren, Weichteilmetastasen und — seltener — Lungen- und Pleuraherde bilden sich zurück. Die Wirkung hält durchschnittlich 7 bis 10 Monate an (in einzelnen Fällen mehr als ein oder zwei Jahre), um dann von einer erneuten Tumorprogression abgelöst zu werden.

2. Die Oestrogene

Vergleichende Untersuchungen haben gezeigt, daß Frauen jenseits der Menopause häufiger und länger auf Oestrogene ansprechen als auf Androgene: ca. 35% gegenüber ca. 20% der Fälle [32]. Bei jüngeren Frauen, d. h. solchen, die nicht mindestens fünf Jahre in der Menopause stehen, besteht jedoch kaum eine Erfolgsaussicht.

Die aus Tierversuchen bekannte Tatsache, daß Oestrogene in niedriger Dosierung das Wachstum von Mammatumoren stimulieren, in hoher Dosierung jedoch hindern (wahrscheinlich über einen hypophysenbremsenden Mechanismus) konnte auch in der Klinik beobachtet werden [141]. Viele Fälle von Tumorexacerbation unter Oestrogenmedikation bei Frauen in der Prämenopause sind bekannt. Verabreicht man aber sehr hohe Oestrogenmengen (400—1000 mg Stilboestrol im Tag), so kann auch in dieser Altersgruppe eine therapeutische Wirkung eintreten [98]. Eine solche hochdosierte Oestrogenbehandlung wurde bisher nur bei wenigen Patientinnen durchgeführt.

Zu Beginn einer Oestrogentherapie besteht in vielen Fällen eine gastrointestinale Unverträglichkeit, die sich in Nausea und manchmal in Erbrechen äußert. Gewöhnlich verschwinden diese Symptome jedoch nach wenigen Tagen und die Medikation wird in der Folge gut vertragen. Es empfiehlt sich, mit niedrigen Dosen zu beginnen, um die optimale Dauertherapiedosis von 15 mg Stilboestrol oder 3 mg Äthinyloestradiol innert ca. einer Woche zu erreichen. Bei allen Frauen beobachtet man unter dem Oestrogeneinfluß eine dunkle Pigmentierung der Brustwarze. Dieser Effekt kann als Indiz für die Einnahme des verordneten Medikamentes verwertet werden.

Eine Oestrogentherapie ist die Initialbehandlung der Wahl bei allen Patientinnen, die länger als 5 Jahre in der Menopause stehen. Sämtliche Metastasenlokalisationen können durch Oestrogene beeinflußt werden, besonders jedoch Weichteilmetastasen [127]. Wie bei den Androgenen sprechen auch hier die visceralen Metastasen (Leber, ZNS) am schlechtesten an. Eine objektivierbare Tumorregression tritt im allgemeinen innert zwei Monaten nach Therapiebeginn auf. Der günstige therapeutische Effekt hält länger an als unter Androgenen, nämlich durchschnittlich 13 Monate.

Die unerwünschten *Nebenerscheinungen* der Oestrogentherapie sind:
1. *Wasserretention.* Das weiter oben betreffend die Androgene Gesagte trifft auch auf die Oestrogene zu.
2. *Abbruchblutungen.* Bei etwa der Hälfte der Patientinnen treten früher oder später unter fortgesetzter Oestrogenmedikation Uterusblutungen auf. Nur selten nehmen solche Metrorrhagien bedrohlichen Charakter an. Es ist wichtig zu wissen, daß das Absetzen der Oestrogenmedikation eine verstärkte Blutung zur Folge hat. Die Patientinnen sollten auf die Möglichkeit dieser Komplikation aufmerksam gemacht werden. In leichten Fällen erübrigt sich jegliche therapeutische Maßnahme: Die Blutung wird von selbst wieder sistieren. Bei stärkerer Hämorrhagie kann eine Erhöhung der Oestrogendosis wirksam sein. Die Oestrogene können auch periodisch verabfolgt werden: 3 Wochen Therapie — 1 Woche Pause — 3 Wochen Therapie etc. Ein hochdosierter Progesteronstoß wird fast immer zum Stillstand der Blutung führen. Es sind jedoch Fälle beschrieben worden, bei denen eine Uterusamputation nötig wurde.
3. Die Oestrogene haben einen auflockernden Effekt auf die Beckenmuskulatur, so daß es nicht selten zu *Harninkontinenz* kommt. Regelmäßig erhöht sich die Sekretproduktion der Vagina.
4. An die Möglichkeit der Auslösung einer *Hypercalciämie* zu Beginn der Oestrogenapplikation muß immer gedacht werden. Diese Komplikation wird weiter unten beschrieben (S. 43).

Der *Wirkungsmechanismus* der Sexualhormone bei der Therapie des Mammacarcinoms ist noch nicht befriedigend geklärt. Oestrogene und Androgene (über ihre Umwandlung in Oestrogene) haben eine Hemmwirkung auf die Hypophyse. Ihre Anwendung würde somit einer (partiellen) Hypophysektomie entsprechen. Sie könnten auch direkt auf die Tumorzellen einwirken, oder indirekt: jedes Hormon als Antagonist des anderen. Da die in der Klinik verwendeten Dosen enorm hoch sind, muß man sich fragen, ob die physiologische Hormonwirkung überhaupt eine Rolle spielt. Vielleicht haben diese Steroide in den ungeheuren pharmakologischen Mengen der Tumortherapie andere noch unbekannte Eigenschaften, die vom endokrinen System unabhängig sind.

Androgene werden von mehreren normalen Geweben zu biologisch aktiven Oestrogenen umgewandelt [6]. Ausmaß und Bedeutung dieser Transformation sind jedoch nicht bekannt. Möglicherweise wirken die Androgene ganz oder teilweise über ihre oestrogenen Metaboliten.

3. Die Corticosteroide

Relativ niedrig dosierte Prednisondosen (10 bis 30 mg im Tag) werden als sog. „medikamentöse Adrenalektomie" in der Therapie des

Mammacarcinoms verwendet [105, 113]. Für kurze Zeit, oder als Testbehandlung vor der Durchführung einer chirurgischen Adrenalektomie, ist eine solche Medikation vertretbar. Über längere Zeit gegeben, führen Corticosteroide aber zu derart schweren Nebenerscheinungen, daß sie im allgemeinen nicht in den Behandlungsplan des metastasierenden Mammacarcinoms gehören. Einzelne Autoren haben jedoch mit dieser Therapie gute Erfahrungen gemacht [146, 187]. Es liegen Beobachtungen von rasch zunehmender oder ungewöhnlicher Metastasenbildung unter Prednisontherapie vor [71]. Ein kausaler Zusammenhang ist nicht gesichert.

In besonderen Situationen sind die Corticosteroide jedoch sicher indiziert:

1. Bei Vorliegen von *Metastasen im Zentralnervensystem und/oder in der Leber,* die erfahrungsgemäß auf alle anderen hormontherapeutischen Maßnahmen nicht oder nur schlecht ansprechen, kann eine hochdosierte Prednisonbehandlung zu sehr schönen Palliativerfolgen führen [104]. Hier sind jedoch Dosen von täglich mindestens 50—100 mg Prednison nötig.

2. *Tumorbedingte Pleura- und Perikardergüsse* sind gegenüber hormontherapeutischen Maßnahmen oft weitgehend resistent, auch bei gleichzeitigem Ansprechen anderer Tumorlokalisationen. In dieser Situation sowie auch dann, wenn ein solcher Erguß die einzige Metastasenlokalisation darstellt, hat sich Prednison per os in einer minimalen Initialdosierung von 50—100 g im Tag gut bewährt. Mehr als die Hälfte der Patientinnen sprechen, oft während langer Zeit, auf eine Prednisontherapie an, die stoßweise (mit therapiefreien Intervallen) erfolgen soll.

Die *Nebenerscheinungen* der Corticosteroide sind schwerwiegend. Sie bestehen hauptsächlich in Cushing-artigen Veränderungen im Habitus, besonders im Gesicht, Wasserretention, Capillarfragilität, Gewichtszunahme, Nervosität, Schlaflosigkeit, psychischen Störungen, Magenhypersekretion mit Ulcus- und Blutungsgefahr, Infektionsanfälligkeit, Osteoporose, Diabetes, Blutdruckerhöhung, Muskelatrophie und -schwäche. Die Aufzählung dieser Nebenwirkungen zeigt, daß die Corticosteroide nur bei genauer Indikation und unter sorgfältiger Kontrolle während längerer Zeit verabfolgt werden dürfen.

4. Die Gestagene

Die guten Erfahrungen mit Progesteron bei der Behandlung des metastasierenden Uterus corpus-Carcinoms haben zur Behandlung von Mammacarcinompatientinnen mit verschiedenen Gestagenen geführt. Die Resultate — allerdings an einer relativ kleinen Patientenzahl gewonnen — scheinen etwas schlechter als diejenigen der Androgen- oder

Oestrogentherapie zu sein [85, 174]. Sie sind mit verschiedenen Dosierungen verschiedener progestativer Substanzen gewonnen worden, hauptsächlich mit Medroxyprogesteron (Provera) und mit Hydroxyprogesteroncapronat (Delalutin, Proluton).

Der Wirkungsmechanismus ist auch hier nicht klar. Er kann auf einem Hypophysenbremseffekt [180] beruhen, auf einer Umwandlung des Progesterons in Androgene, Oestrogene oder Corticosteroide, oder auf einem direkten Einfluß auf das Tumorgewebe.

Die Gestagene scheinen besonders wirksam zu sein in Kombination mit Oestrogenen (siehe unten). Allein haben sie heute noch keinen Platz im Behandlungsplan des Mammacarcinoms. Es steht auch noch nicht fest, welche der verschiedenen progestativen Substanzen am besten wirkt [176].

Nebenerscheinungen der Progesterontherapie sind nicht häufig. Sie sind je nach angewandter Substanz verschieden. Gelegentlich sieht man Übelkeit, Erbrechen, Abdominalschmerzen, leichte Virilisierung.

5. Kombinationen

Die gemeinsame Verabfolgung von *Androgenen und Oestrogenen* führt zu einer Remissionsquote, die der alleinigen Anwendung von Oestrogenen entspricht [101]. Sie scheint auch nicht wirksam zu sein in Fällen, die auf das eine oder das andere Hormon resistent sind, hat somit keinen Platz in der Behandlung des Mammacarcinoms.

Interessant ist die auf Grund von Versuchen an Ratten auch in der Klinik angewandte Kombination von *Oestrogenen mit Progesteron* [34, 110]. Mit ihr läßt sich eventuell eine Potenzierung des Oestrogeneffektes erreichen. Bei oestrogenresistent gewordenen Patientinnen kann die Kombination Oestrogene/Progesteron eine Remission herbeiführen. Oft bewirkt die Zugabe von Progesteron zur Oestrogentherapie eine Ausschwemmung von Ödemen.

Die *Ovulationshemmer* bestehen aus einer Kombination von Oestrogenen und Progesteron. Bei dem verbreiteten Gebrauch dieser Medikamente muß man sich die Frage sowohl nach einer möglichen tumorstimulierenden bzw. cancerogenen Wirkung, als auch nach einem eventuellen therapeutischen Effekt stellen. Für die erstgenannte Wirkung liegen nur Vermutungen vor, die auf Tierexperimenten und theoretischen Überlegungen beruhen [74]. Für eine mögliche therapeutische bzw. prophylaktische Wirkung sprechen klinische [175] und statistische [199] vorläufige Berichte. Weitere Beobachtungen müssen abgewartet werden.

Corticosteroide kommen zusammen mit allen hormontherapeutischen (additiven und ablativen) Maßnahmen zur Anwendung. Ein echter Summations- oder Potenzierungseffekt konnte für keine Kombination nachgewiesen werden. Diese Substanzen dürfen wegen ihrer schweren Nebenerscheinungen nicht routinemäßig verschrieben werden.

Große Hoffnungen werden zur Zeit auf die Kombination von *Hormonen mit cytostatischen Substanzen* gesetzt. Erste Resultate sind ermutigend [150]. Möglicherweise ist gerade in jenen klinischen Situationen, die für eine Hormontherapie günstig sind (langes freies Intervall, langsam wachsender Tumor), die Chemotherapie wenig wirksam und umgekehrt [23]. Beide Behandlungsmodalitäten würden sich somit ergänzen.

Allgemein ist zu den genannten und allen anderen möglichen Kombinationen zu sagen, daß die Beurteilung ihrer Wirkung sehr schwer fällt. Denn der Erfolg der gemeinsamen Applikation mehrerer Medikamente muß immer mit dem Erfolg eines Medikamentes allein verglichen werden.

6. Andere Substanzen

Alle bekannten sog. *anabolen Steroide* sind auf ihre Wirkung beim metastasierenden Mammacarcinom untersucht worden. Das Ziel dieser Versuche — wie das der Prüfung einer großen Zahl anderer substituierter Steroide — ist die Entdeckung einer Substanz, die gleich gut auf das Tumorwachstum wirkt wie ein Androgen (oder ein Oestrogen), ohne dessen unerwünschte Nebenerscheinungen zu besitzen. Bis heute gelang es nicht, den Virilisationseffekt dieser substituierten Androgene von ihrem Tumoreffekt zu dissoziieren [107]. Die therapeutische Wirkung der „Anabolica" entspricht der der Androgene in dem Maße, als sie auch virilisierende Eigenschaften zeigen.

Delta-1-Testololacton. Bei diesem Lactonkörper handelt es sich um eine konfigurationsmäßig steroidähnliche Substanz, die jedoch keinerlei Hormonwirkung besitzt. Sie scheint etwa gleich gut zu wirken wie Testosteron [27, 60, 76]. Sobald sie im Handel ist, wird sich zeigen, ob sich die günstigen vorläufigen Resultate bestätigen lassen oder nicht. Da das Testololacton, von dem dreimal wöchentlich 100 mg intramuskulär injiziert werden, überhaupt keine Nebenerscheinungen macht, wäre es ein idealer Ersatz für Testosteron.

Das *6-Aminochrysen* ist ein aromatischer Kohlenwasserstoff mit einer steroidähnlichen chemischen Konfiguration. Auf Grund einer außerordentlich guten Hemmwirkung auf spontane Mammatumoren der Maus wurde diese Substanz in der Klinik erprobt. Auch sie ist hormonal inaktiv und führt zu ähnlich guten Resultaten wie das Testosteron [61]. Weitere Untersuchungen sind im Gange.

Die Rolle des *Schilddrüsenhormons* bei der Entstehung und in der Therapie des Mammacarcinoms wird weiter unten (G, 1.) besprochen.

D. Die Durchführung der endokrinen Therapie

1. Indikationsstellung

Mit Ausnahme der prophylaktischen Kastration bei Frauen in der Menopause setzt die hormonale Therapie des Mammacarcinoms immer eine *Metastasierung* des Tumors voraus. In jedem Falle muß die Histologie des Primärtumors verifiziert werden. Nach Möglichkeit sollte auch eine Gewebsdiagnose der als Metastasen interpretierten Veränderungen vorliegen. In der Praxis kann die letztgenannte Forderung wohl nur bei leicht zugänglichen Weichteilmetastasen erfüllt werden. Oft wird man sich auf eine wahrscheinliche Interpretation verlassen müssen (z. B. Lungenherde, Osteolysen).

Durch eine hormontherapeutische Maßnahme ist noch kein Patient definitiv geheilt worden. Jeder Therapieversuch hat somit rein *palliativen* Charakter. Das Ziel kann vorläufig nur eine temporäre Remission, evtl. eine Lebensverlängerung sein. Man muß sich weiterhin bewußt sein, daß im besten Falle (Ovarektomie in der günstigsten klinischen Situation) ca. 40% der Patientinnen auf die Behandlung ansprechen werden. Meistens liegt der Prozentsatz jedoch zwischen 20 und 30. Diese Erfahrungen führen notwendigerweise zu einer konservativen Grundhaltung. Sie haben namentlich folgende wichtigen praktischen Konsequenzen:

Bei *lokalisierter Metastasierung* sollen so lange als möglich lokal wirksame therapeutische Maßnahmen angewandt werden, d. h. Chirurgie und Strahlentherapie.

Bei *symptomlosen Patientinnen* ohne lokale oder allgemeine Zeichen einer Tumorprogression soll ein endokriner Behandlungsversuch so lange unterbleiben, bis Beschwerden auftreten und/oder eine Ausbreitung der Metastasen feststellbar, wenn möglich meßbar wird. Solche Patientinnen müssen regelmäßig klinisch kontrolliert werden. Wiederholte röntgenologische und Laboruntersuchungen sind in der Regel notwendig.

2. Allgemeine Grundsätze

Der möglichst genauen *Messung und Dokumentation* sämtlicher Tumor- und Metastasenmanifestationen vor und während der Therapie kommt deshalb große Bedeutung zu, weil jede Hormontherapie unvorhersehbar zu einer Stimulierung des Tumorwachstums führen kann und weil die meisten Therapiemodalitäten Nebenerscheinungen machen, die man nur solchen Patientinnen zumuten darf, die aus der Behandlung auch Nutzen ziehen.

Die Erfahrung hat gezeigt, daß dieser Grundsatz immer wieder betont werden muß. Denn allzuhäufig sieht man Patientinnen, die während Monaten oder sogar Jahren einer nichtindizierten, nutzlosen oder sogar schädlichen Therapie unterworfen werden (z. B. routinemäßige

Androgeninjektionen), oder bei denen mangels genügender Dokumentation vor Behandlungsbeginn eine objektive Wirkung der Therapie auf das Tumorwachstum nicht nachgewiesen bzw. nicht ausgeschlossen werden kann.

Genau so wie jede Behandlung einer Hypertonie regelmäßige Blutdruckkontrollen oder die Diabetestherapie regelmäßige Urin- und Blutzuckerbestimmungen bedingt, erfordert die Krebsbehandlung regelmäßige Messungen des Primärtumors oder der sekundären Tumormanifestationen. Nach Möglichkeit ist eine *objektive* Dokumentation anzustreben: Röntgenbilder, Fotografien, Messungen mit Maßband oder Schublehre.

Bezeichnungen wie „pflaumengroß, faustgroß, fingerbreit" etc. sollten aus ärztlichen Aufzeichnungen und Krankengeschichten verschwinden. Zur Objektivierung von Hautmetastasen hat sich das Durchzeichnen der Konturen auf ein aufgelegtes Stück durchsichtigen Plastiks bewährt. Routinemäßig sollte bei jeder Patientin vor Behandlungsbeginn eine sogenannte *„metastatische Serie"* angefertigt werden. Die Erfahrung hat gezeigt, daß mehr als 90% aller vorkommenden — und oft klinisch stummen — Knochenmetastasen auf den folgenden sieben Röntgenbildern des Skeletes zur Darstellung kommen: Schädel seitlich, Thorax und Becken a.p., Brust- und Lendenwirbelsäule a.p. und seitlich. Die weitaus häufigste Metastasenlokalisation des Mammacarcinoms ist das Skelet.

Vor dem Einleiten einer internistischen Krebstherapie muß für jeden einzelnen Patienten festgestellt und aufgezeichnet werden, nach welchen *Kriterien* die therapeutische Wirkung beurteilt werden soll, z. B. Lungen- oder Knochenmetastasen im Röntgenbild, Messung von vergrößerten Lymphknoten (direkt oder anhand von Fotografien, Messung des Bauchumfanges (im Falle von tumorbedingtem Ascites) usw. Kontrollmessungen der als Erfolgskriterien angenommenen Tumormanifestationen müssen in regelmäßigen Abständen stattfinden. Diese Abstände betragen für Haut- und Weichteilmetastasen sowie für blutchemische Werte (Leber- und Nierenfunktion etc.) ca. 2 Wochen, für Lungenherde ca. 4 Wochen, für Skeletmetastasen ca. 2 Monate.

Um aus der endokrinen Therapie für die Patienten den optimalen Effekt herauszuholen und um schädliche oder unangenehme Nebenwirkungen nach Möglichkeit zu vermeiden, müssen unbedingt folgende *Regeln* eingehalten werden:

1. Therapieversuch erst nach Nachweis einer Progredienz des Metastasenwachstums oder bei Behandlungsbedürftigkeit wegen tumorbedingter Symptome. Durch das Befolgen dieser Regel kann die Stimulierung eines momentan stationären Carcinoms vermieden werden.

2. Genaue Messung und Registrierung aller vorhandenen direkten und indirekten Tumormanifestationen vor und regelmäßig während der Behandlung.

3. Nie mehr als *eine* hormonale Maßnahme zur gleichen Zeit.
4. Weiterführung jeder eingeleiteten Maßnahme so lange, bis erneutes Tumorwachstum objektiviert werden kann. Das bedeutet für die ablativen Methoden: genaue klinische Beobachtung nach dem Eingriff *ohne zusätzliche Behandlung;* für die additiven Methoden: genaue klinische Beobachtung *unter ständiger Hormontherapie.*

3. Prognostische Faktoren

Wie weiter oben bei der Besprechung der einzelnen endokrinen Maßnahmen angegeben, führen diese durch chirurgische Eingriffe oder Hormonzufuhr herbeigeführten Störungen des hormonalen Gleichgewichtes nur in der Minderzahl der behandelten Patienten zum gewünschten palliativen Erfolg. 40% günstig reagierende Mammacarcinome stellen bereits ein optimales Resultat dar — meistens muß sich der Therapeut mit einer Erfolgsquote von 20—30% oder weniger begnügen. Das heißt aber, daß 70 bis 80% aller Kranken völlig nutzlos diesen — besonders im Fall der ablativen Maßnahmen — recht eingreifenden Therapiemethoden unterzogen werden, daß viele bereits schwerkranke Patientinnen ohne jeden Gewinn noch eine Ovarektomie, Adrenalektomie oder Hypophysektomie erleben müssen, bevor sie an ihrer Krankheit zugrunde gehen. Bei den additiven Maßnahmen ist der Schaden kleiner, da die Nebenwirkungen weitgehend reversibel sind. Unter Oestrogenen oder Androgenen kann es jedoch unvorhergesehen zu schweren, ja lebensbedrohenden Komplikationen (Hypercalciämie, Wasserretention) kommen.

Eine *Methode zur Bestimmung der Hormonabhängigkeit* bzw. Hormonunabhängigkeit vor der Einleitung eines hormontherapeutischen Versuches wird deshalb dringend benötigt und seit langem intensiv gesucht. Wir verfügen bis heute über mehrere — leider noch unvollkommene — Möglichkeiten, die Erfolgschancen der endokrinen Therapie im Einzelfall abzuschätzen. Dabei hat es sich gezeigt, daß eine Hormonabhängigkeit bzw. -resistenz bei ein und demselben Patienten im allgemeinen gleichzeitig für sämtliche hormonalen Maßnahmen besteht [7].

a) Klinische Gesichtspunkte

Aus der *Histologie des Primärtumors* kann im allgemeinen kein prognostischer Schluß gezogen werden. Ausnahmen: 1. Entzündliche Carcinome sprechen auf Therapie kaum an und haben eine schlechte Prognose. 2. Für intracaniculäre Tumoren gilt in der Regel eine relativ gute Prognose.

Das sog. *freie Intervall,* d. h. die Zeit, die zwischen der Operation des Primärtumors und dem Auftreten der ersten Metastasen verstreicht, ist Ausdruck der „Aggressivität" des Tumors bzw. der Abwehrlage des Wirtes. Bei langem freiem Intervall (mehr als zwei Jahre) ist die Prognose gut und der Prozentsatz der auf hormonale Maßnahmen ansprechenden Patienten hoch; bei kurzem freiem Intervall (weniger als ein Jahr) liegen die Verhältnisse umgekehrt. So haben PEARSON u. RAY [154] nach Hypophysektomie eine Remissionsrate von 66% beobachtet, wenn das freie Intervall länger als 4 Jahre gedauert hatte, jedoch nur von 33% bei Patientinnen mit einem freien Intervall von weniger als einem Jahr. Ähnliche Zahlen hat FAIRGRIEVE [51] für die Adrenalektomie gefunden. Das gleiche gilt für die anderen endokrinen Behandlungsmethoden. Die Länge des freien Intervalls ist der zuverlässigste klinische Maßstab zur Abschätzung des zu erwartenden Therapieerfolges und der Überlebenszeit.

Die *Lokalisation der Metastasen* hat beschränkten prognostischen Wert. Im allgemeinen sind Haut- und Weichteilmetastasen einer Therapie zugänglicher als viscerale Metastasen (Lunge, Leber, Zentralnervensystem — in dieser Reihenfolge der zunehmenden Therapieresistenz); Skeletmetastasen nehmen eine intermediäre Stellung ein.

b) Laboruntersuchungen

Die Ausscheidung von *Oestrogenmetaboliten im Urin* ist immer wieder zum Versuch der Hormonabhängigkeitsbestimmung herbeigezogen worden. Biologische Methoden sind unzuverlässig. Die zur Verfügung stehenden chemischen Methoden sind kompliziert und erfassen nur den kleineren Teil der ausgeschiedenen Oestrogene. Die vorliegenden Untersuchungsresultate lassen keine brauchbare klinische Anwendung zu.

Die Untersuchung des *Verhornungsgrades des Vaginalepithels* [120] bzw. der aus dem Urinsediment gewonnenen Urethra- und Blasenepithelzellen läßt, wie die *Bestimmung des FSH im Urin*, einen Rückschluß auf die zirkulierende Oestrogenmenge zu. Damit ist eine relative Aussage über die Zweckmäßigkeit der Ovarektomie und/oder der Adrenalektomie gegeben — aber auch hier ist die Korrelation zwischen Laborbefunden und Therapieresultat nicht gut.

Die Bestimmung der *Beta-Glucuronidase im Plasma* erfaßt indirekt gewisse Steroidfraktionen. Die Befunde von WHITAKER [196], wonach die gefundenen Werte mit dem Ansprechen auf die Hypophysektomie korreliert werden können, sind bisher nicht bestätigt worden.

Die *Messung der Calciumausscheidung* bei kastrierten Patientinnen vor und nach Oestrogengabe oder Cortison-Suppression (Tests nach EMERSON u. JESSIMAN [47]) zeigte wohl bei einem Teil der Patientinnen mit Knochenmetastasen eine Hebung oder Senkung des 24-Std-Wertes. Man kann aus dieser Änderung der Calciurie — wie viele klinische Untersuchungen gezeigt haben — jedoch nicht ohne weiteres auf eine Stimulierung oder auf eine Bremsung des Metastasenwachstums schließen. Die Tests sind zudem potentiell gefährlich (induzierte Hypercalciämie) und liefern oft falsch positive und falsch negative Resultate [68].

Die *Messung der* ^{32}P-*Aufnahme durch das Carcinomgewebe* in vivo wurde von HALE [67] 1961 beschrieben. Die Publikationen sind überzeugend. Der Test ist jedoch für Patient und Arzt recht aufwendig und hat seine Zuverlässigkeit noch nicht bewiesen.

Das Geschlechtschromatin. Zahlreiche Untersuchungen der letzten Jahre haben gezeigt, daß es Mammacarcinome mit vorwiegend „weiblichem" Kerngeschlecht und solche mit vorwiegend „männlichem" Kerngeschlecht gibt [89, 192]. Es lag nahe, diese beiden Arten von Mammacarcinom auf ihre Hormonabhängigkeit zu prüfen. Trotz anfänglicher optimistischer Berichte steht heute wahrscheinlich fest, daß der Geschlechtschromatingehalt kein therapeutisch brauchbares Kriterium darstellt. Möglicherweise kommt ihm prognostische Bedeutung zu [90]. Von Interesse ist das Resultat einer systematischen Untersuchung des Geschlechtschromatingehaltes aus der Mundmucosa [173]. Danach ist der Prozentsatz der Geschlechtschromatin-positiven Zellen bei Patientinnen mit Mammacarcinom signifikant niedriger als bei Frauen mit anderen Carcinomarten oder bei gesunden Probandinnen. Eine Beziehung zur Bulbrookschen Diskriminante (siehe unten) wird zur Zeit gesucht. Möglicherweise läßt sich diese Abnormität als prognostisches Kriterium auswerten.

Die *Diskriminante von* BULBROOK u. Mitarb. scheint im Moment das zuverlässigste Kriterium zur Bestimmung der Hormonabhängigkeit zu sein. Durch wiederholte Messungen verschiedener Steroidmetaboliten im Urin ist es den Autoren gelungen, eine offenbar konstante Besonderheit zu entdecken, die Hormontherapie-resistente von hormonabhängigen Tumoren unterscheidet. Die Besonderheit betrifft das Verhältnis der 24-Std-Ausscheidung von 17-Hydroxycorticosteroiden gegenüber Ätiocholanolon. BULBROOK u. Mitarb. fanden, daß die durchschnittliche Ätiocholanolonausscheidung bei solchen Patientinnen höher war, die auf Adrenalektomie oder Hypophysektomie ansprachen, als bei vergleichbaren Patientinnen, die durch diese Eingriffe keine Besserung erfuhren. Wenn diese sog. „diskriminierende Funktion" $F = 80 - 80 \, [17\text{-OHCS} \, (\text{mg}/24\,\text{Std})] + \text{Ätiocholanolon} \, (\mu\text{g}/24\,\text{Std})$ größer als 1 ist, so ist die Wahrscheinlichkeit eines positiven Operationsresultates groß; wenn F kleiner als 1 ist, wird nach den bisherigen Erfahrungen fast nie ein günstiger Effekt im Anschluß an Adrenalektomie oder Hypophysektomie beobachtet [24, 181]. Kürzlich konnte eine Vereinfachung der Methode gefunden werden, so daß die technisch schwierige Messung des Ätiocholanolons wegfällt [135].

4. Behandlungsplan

Vorläufig müssen wir uns bei der Indikationsstellung für eine hormonale Therapie auf klinische Kriterien verlassen. Die auf empirischem Wege gefundene aussichtsreichste Reihenfolge der endokrinen Maßnahmen, die bei uns gebräuchlichen Dosierungen, sowie die Nebenerscheinungen der Therapie und ihre Behandlung sind in den folgenden Schemata wiedergegeben.

A. Reihenfolge der Maßnahmen

Patientin vor oder kurz nach der Menopause

Initialbehandlung	Ovarektomie
Zweite Maßnahme	
a) nach Remission durch Ovarektomie:	Hypophysektomie oder Adrenalektomie
(wenn Eingriff nicht durchführbar oder von Patientin abgelehnt:	Androgene)
b) bei Nichtansprechen auf Ovarektomie:	Chemotherapie
Dritte Maßnahme	Chemotherapie Corticosteroide

Patientin mehr als fünf Jahre in der Menopause

Initialbehandlung	Oestrogene
Zweite Maßnahme	
a) nach Remission durch Oestrogene:	Androgene oder Oestrogene + Progesteron
b) bei Nichtansprechen auf Oestrogene:	Chemotherapie
Dritte Maßnahme	
a) bei Ansprechen auf frühere Hormontherapie:	Hypophysektomie oder Adrenalektomie
b) bei allen Patientinnen:	Corticosteroide Chemotherapie

B. Dosierungsschema

Präparat	Dosierung

1. Oestrogene

Diäthylstilboestrol, oral (z. B. Oestrostilben, Syntostrol)	dreimal 5 mg pro Tag
Äthinyloestradiol, oral (z. B. Eticyclin, Lynoral)	dreimal 1 mg pro Tag
Oestradioldipropionat (-benzoat), intramuskulär (z. B. Ovocyclin, Progynon B)	zwei- bis dreimal 5 mg pro Woche

2. Androgene

Testosteronpropionat, intramuskulär (z. B. Perandren, Testoviron)	dreimal 100 mg pro Woche
Testosteronester-Depot, intramuskulär (z. B. Triolandren, Sustanon)	einmal 250 mg pro Woche
Fluoxymesteron, oral (z. B. Ultandren, Halotestin)	dreimal 10 mg pro Tag

3. Progesteron (zusammen mit Oestrogenen)

Hydroxyprogesteroncapronat, intramuskulär (z. B. Proluton-Depot, Delalutin)	1000 mg pro Woche

4. Nebennierensteroide

Prednison, oral (z. B. Ultracorten, Meticorten)	dreimal 10 bis 20 mg pro Tag
Triamcinolon, Dexamethason oder ähnliches	entsprechend dem Wirkungsäquivalent für Prednison

C. Nebenerscheinungen der hormonalen Therapie

Therapieform	Nebenerscheinungen	Gegenmaßnahmen
Kastration	Menopause-Symptome (Wallungen usw.)	Sedierende Medikamente *Keine Hormone*
Adrenalektomie	endokrine Ausfallserscheinungen	Substitution
Hypophysektomie	endokrine Ausfallserscheinungen Liquorrhoe Sehnervschädigung	Substitution evtl. Reoperation —
Oestrogene	Inappetenz, Übelkeit	Präparatwechsel
	Abbruchblutung	Sistiert von selbst unter Fortsetzung der Oestrogenmedikation (evtl. einmalige Injektion von 100 mg Progesteron
	Pigmentierung der Mamillen	—
	Wasserretention	Diuretica, evtl. kardiale Therapie
	Hypercalciämie	Absetzen der Therapie, calciumarme Kost, intensive Flüssigkeitszufuhr, Phosphattherapie, 100 mg Prednison/24 Std
Androgene	Hypercalciämie	
	Virilisierung (tiefe Stimme, Bartwuchs, Glatze)	—
	Libidosteigerung	—
	Blutdruckanstieg, Wasserretention	Blutdrucksenkende Mittel, Diuretica, evtl. kardiale Therapie
Corticosteroide	Cushingoider Habitus (Mondgesicht etc.)	—
	Magen-Darm-Ulcera Diabetes Infektanfälligkeit Osteoporose	Antacida Diabetestherapie Antibiotica evtl. Calcium- und/oder Fluorpräparate

Bemerkungen zu den ablativen Methoden. Im Anschluß an die Ausschaltung der Ovarien muß — ohne weitere therapeutische Maßnahme — zunächst die Wirkung des Eingriffs abgewartet werden. Im allgemeinen vergehen mindestens 2 Wochen, oft 4 bis 6 Wochen, bis eine Beurteilung möglich ist. Im Falle eines Therapieerfolges: weiterhin *keine zusätzliche Behandlung bis zum sicheren Nachweis eines Rezidivs*. Dann Anwendung der zweiten hormontherapeutischen Maßnahme.

Erfahrungsgemäß sprechen Patientinnen im Rezidiv nach Hypophysektomie oder Adrenalektomie (bzw. solche, bei denen diese Operationen ohne Erfolg durchgeführt wurden) auf Sexualhormone nicht mehr an. Sie sind auch gegenüber Cytostatica weitgehend resistent. In dieser Situation wendet man — mit sehr kleiner Erfolgschance — eine Kombination von Prednison und einem Cytostaticum an. Folgende Cytostatica haben sich am besten bewährt: Fluoruracil, Vincristin, Endoxan, Methotrexat.

Bemerkungen zu den additiven Methoden. Eine einmal eingeleitete Hormontherapie mit Oestrogenen oder Androgenen ist solange in gleichbleibender Dosierung weiterzuführen, bis ein Tumorrezidiv (unter der Therapie) nachzuweisen ist. Sobald Anhaltspunkte für erneutes Metastasenwachstum vorliegen, wird das Hormon abgesetzt und es folgt — *ohne irgendwelche weitere Behandlung* — eine Beobachtungsperiode. In einzelnen Fällen hat die durch das brüske Absetzen der hochdosierten Oestrogene oder Androgene bewirkte hormonale Umstimmung wiederum einen hemmenden Effekt auf den Tumor, so daß es durch den Therapieabbruch zu einer nochmaligen klinischen Remission kommt. Vor dem Einleiten der folgenden (zweiten oder dritten) Maßnahme gemäß dem Behandlungsplan ist deshalb immer dieser sog. „*Entzugseffekt*" (Reboundphänomen, Echoeffekt) abzuwarten [92], obschon er nur bei einem kleinen Teil der Patientinnen eintritt.

Die Androgene wirken am besten bei Patientinnen, die bereits auf Oestrogene eine Remission gezeigt haben. Umgekehrt sieht man selten ein Ansprechen auf Androgene bei primär oestrogenresistenten Fällen. Im Gegensatz zu einer leider häufig geübten Praxis stehen *die Androgene nie an erster Stelle* des hormontherapeutischen Behandlungsplanes beim metastasierenden Mammacarcinom. Eine Ausnahme von dieser Regel wäre höchstens die junge Patientin, die eine chirurgische oder radiologische Kastration kategorisch ablehnt.

E. Das metastasierende Mammacarcinom des Mannes

Beim männlichen Geschlecht ist das Mammacarcinom etwa 100mal seltener als beim weiblichen. Es unterscheidet sich anatomisch-pathologisch und im klinischen Verlauf nicht vom Mammacarcinom der Frau. Die Gründe der relativen Seltenheit des männlichen Brustkrebses sind von großem theoretischem Interesse. Wahrscheinlich ist die Tatsache ausschlaggebend, daß die männliche Brustdrüse nicht den verschiedenartigen und zum Teil wiederholten physiologischen hormonalen Stimulationen der weiblichen Mamma unterworfen ist: Pubertät, Menstruation, Schwangerschaft, Lactation, Menopause. Tierexperimentell gelingt es, durch Feminisierung (Oestrogenzufuhr, Ovartransplantation) männlicher Tiere das Entstehen von Mammatumoren zu begünstigen [109].

Eine Beziehung zwischen Gynäkomastie und Mammacarcinom kann nicht nachgewiesen werden. Eine ganze Reihe von oestrogenbehandelten Prostatacarcinompatienten mit Mammacarcinom sind beschrieben worden. Die Annahme, es handle sich dabei um Metastasen des Prostatacarcinoms, ist in den meisten Fällen wahrscheinlicher als das Auftreten eines zweiten Primärcarcinoms in der hyperplastisch veränderten Brustdrüse. Jedenfalls kann sie nicht widerlegt werden.

Die Therapie des metastasierenden männlichen Mammacarcinoms entspricht in jeder Beziehung derjenigen des weiblichen Brustkrebses. Beim Auftreten progredienter oder symptomatischer Metastasen, die durch chirurgische oder radiotherapeutische Maßnahmen nicht beeinflußbar sind, ist die Indikation zur endokrinen Behandlung gegeben. FARROW u. ADAIR [52] berichteten 1942 über das eindrückliche Resultat der *Orchidektomie* bei einem 72jährigen Mann mit Skeletmetastasen. Seither haben mehrere Autoren die oft erstaunliche Wirkung der Kastration auf die Metastasen jeder Lokalisation bestätigt [184]. Vergleiche mit den Resultaten beim Mammacarcinom der Frau sind schwierig, da die Patientenzahlen zu klein sind. Man erhält jedoch den Eindruck, daß die Kastration bei den männlichen Patienten in einem höheren Prozentsatz und während längerer Zeit wirkt als bei den Frauen. Im Gegensatz zu den Beobachtungen bei Frauen scheint das Alter auf das Resultat der Gonadektomie keinen Einfluß zu haben. Erfahrungen mit einer prophylaktischen Orchidektomie liegen nicht vor.

Die Orchidektomie ist in allen Fällen als erste endokrine Maßnahme durchzuführen. Nach Auftreten eines Rezidivs, jedoch nicht nach unwirksamer Kastration, kommen *Adrenalektomie* und *Hypophysektomie* in Frage. HOUTTUIN u. Mitarb. haben über 12 Fälle von männlichem Mammacarcinom berichtet [78]. In 5 von 7 primär orchidektomierten Patienten bewirkte die — nach Auftreten eines Rezidivs durchgeführte — Entfernung der Nebennieren das Verschwinden von Knochen- und Lungenmetastasen für eine Dauer von einem halben bis 5 Jahren. Verschiedene Methoden der Hypophysenausschaltung wurden bei Männern mit metastasierendem Mammacarcinom mit Erfolg angewandt [30, 38].

Demgegenüber sind die Erfolge der *additiven Hormontherapie* beim männlichen Mammacarcinom im allgemeinen enttäuschend. Nur vereinzelt finden sich gut belegte objektive Regressionen im Anschluß an eine Oestrogenmedikation. Über die Wirkung von Androgenen ist nichts bekannt. Progesteron erwies sich in einem Falle als wirksam [55].

Prednison kann, wie beim weiblichen Mammacarcinom, beim Vorliegen von Leber- und ZNS-Metastasen zu einer wertvollen Palliation führen.

F. Die Hypercalciämie

Die gefährlichste Komplikation der Sexualhormontherapie beim metastasierenden Mammacarcinom ist die Hypercalciämie. Warum es zu dieser Entgleisung des Calciummetabolismus kommt, steht nicht sicher fest. Die nächstliegende Erklärung ist die Stimulierung des Tumorwachstums durch die Hormontherapie. Die Knochenmetastasen wachsen rascher und bauen soviel Knochensubstanz ab (pro Gramm abgebauter Knochensubstanz fallen ca. 100 mg Calcium an), daß nicht mehr alles in die Blutbahn abgegebene Calcium durch die Nieren ausgeschieden werden kann.

Diese Erklärung ist wahrscheinlich nur teilweise richtig. Denn die Hypercalciämie kommt nicht nur bei Patienten mit Knochenmetastasen vor, sondern auch bei Mammacarcinomen (und einer Reihe anderer maligner Tumoren), die nicht in das Skelet metastasiert haben. Nach Entfernung eines solchen Tumors, verschwindet die Hypercalciämie, mit dem Rezidiv erscheint sie wieder. In einigen dieser Geschwülste konnte eine Parathormon-ähnliche Substanz nachgewiesen werden [19, 119].

Hypercalciämische Zustände kommen jedoch beim metastasierenden Mammacarcinom nicht nur als Folge der Therapie, sondern in etwa 10% der Fälle auch spontan vor [84]. Wahrscheinlich ist diese Komplikation viel häufiger als sie diagnostiziert wird. Zweifellos sterben zahlreiche Patientinnen mit Mammacarcinom an den Folgen einer nicht erkannten Hypercalciämie.

Unter Androgen- oder Oestrogentherapie muß man in ca. 10% der Fälle mit einer induzierten Hypercalciämie rechnen [136]. Aber auch bei anderen hormontherapeutischen Maßnahmen ist diese Komplikation beobachtet worden: nach Kastration [198], nach Progesterontherapie [93].

Eine Hypercalciämie ist in jedem Falle als eine potentiell lebensgefährliche Situation zu betrachten und entsprechend zu behandeln. Die akute Form bedingt sofortige Hospitalisation. Renale, kardiale oder zentralnervöse Folgezustände können oft unerwartet zum Tode führen. Es ist deshalb wichtig, bei jedem Patienten mit metastasierendem Mammacarcinom — besonders zu Beginn einer Hormontherapie — an diese Komplikation zu denken und ihre klinischen Symptome rechtzeitig zu erkennen.

1. Die Symptome der Hypercalciämie

1. Renale Symptome: Polyurie, Polydipsie, Hypercalciurie, Elektrolytstörungen (Hyposthenurie), Nephrocalcinose, schließlich Nierenversagen.

2. *Gastrointestinale Symptome:* Inappetenz, Nausea, Erbrechen, Konstipation.
3. *Kardiovasculäre Symptome:* Tachykardie, Hypertonie, eventuell Hypotonie mit Kollapsneigung.
4. *Allgemeine und neurologische Symptome:* Schwächegefühl, Adynamie, verwaschene Sprache, gerötete Augen (Conjunctivitis) durch Calciumablagerung, Desorientiertheit, akute exogene Reaktion, schließlich Koma.

Die Diagnose kann am raschesten durch die recht konstanten EKG-Veränderungen gestellt werden. Eine erhöhte Calciumausscheidung im Urin ist in der Regel (gute Nierenfunktion vorausgesetzt) schon nachzuweisen, bevor es zur Erhöhung des Serumcalciums kommt. Die Differentialdiagnose gegenüber Diabetes, Nierenkrankheiten und — bei bekanntem Carcinom — Hirnmetastasen [177] ist auf Grund der klinischen Symptome oft nicht leicht.

2. Die Therapie der Hypercalciämie

Da Immobilität zu einer Abgabe von Calcium aus dem Knochengewebe und zur Erhöhung der Calciurie führt, sollte ein Patient mit Hypercalciämie oder Hypercalciurie nach Möglichkeit nicht bettlägerig sein. Wegen des schlechten Allgemeinzustandes und wegen Knochenschmerzen ist diese Forderung allerdings oft nicht zu erfüllen. Die Aufnahme von Calcium ist zu vermeiden (hauptsächlich durch Weglassen der Milch und ihrer Produkte aus der Diät). Der Patient sollte mindestens zwei bis vier Liter Flüssigkeit pro Tag zu sich nehmen (evtl. Infusionen). Mit diesen drei allgemeinen Maßnahmen — Mobilisierung, calciumarme Diät, Hydrierung — gelingt die Normalisierung des Serumcalciums in leichten Fällen.

Für schwerere Fälle stehen folgende Medikamente zur Verfügung:

a) Corticosteroide. 100 mg Prednisolon pro Tag (am besten als Prednisolon-hemisuccinat oder -phthalat in einer intravenösen Dauertropfinfusion gegeben) führen in etwa der Hälfte der Fälle innert weniger Tage zur Senkung des Serumcalciumspiegels. Der Wirkungsmechanismus dieser Therapie ist unklar. Sicher kommt der bekannten corticosteroidbedingten Hemmung der Calciumresorption aus dem Darm keine oder nur eine geringe Bedeutung zu.

b) Phosphate. Obschon ALBRIGHT schon vor über 30 Jahren die serumcalciumsenkende Wirkung der Phosphate beschrieben hat, wurde dieses Mittel zur Bekämpfung der Hypercalciämie erst vor kurzem in die Klinik eingeführt [57, 102]. Die Phosphate stellen heute wohl die Hypercalciämietherapie der Wahl dar. Sie haben andere mit unangenehmen und schweren Nebenerscheinungen belastete Medikamente wie Natriumphytat und EDTA verdrängt. In schweren Fällen wird man eine *intravenöse* Therapie mit Phosphatpufferlösung durchführen [102].

Häufige Serumelektrolytkontrollen während der Anwendung der Phosphate sind indiziert (Korrektur der meistens auftretenden Hypokaliämie und Hypernatriämie). Die intravenöse Applikationsart ist nicht gefahrlos. Es sind schwere Folgezustände beschrieben worden, die auf eine allzu brüske Senkung des Serumcalciums zurückgehen: Hypotonie mit akutem Nierenversagen [20, 167]. Wenn möglich — d. h. wenn ein unmittelbarer Wirkungseintritt nicht unbedingt erforderlich ist und wenn der Patient nicht bewußtlos ist — soll deshalb der *peroralen* Phosphatbehandlung der Vorzug gegeben werden, unter der es kaum zu derart drastischen metabolischen Wirkungen kommt.

Wie bereits erwähnt, wird nicht selten zu Beginn einer Hormontherapie eine Hypercalciurie mit oder ohne Hypercalciämie beobachtet. Wir wissen heute, daß eine solche initiale Calciummobilisierung nicht unbedingt bedeutet, daß das zugeführte Hormon das Tumorwachstum stimuliert und deshalb kontraindiziert ist. Es sind viele gut dokumentierte Fälle bekannt und es entspricht den eigenen Erfahrungen, daß Androgene oder Oestrogene nach einer kurzen (einige Tage bis einige Wochen dauernden) Phase der offenbaren Exacerbation eine tumorhemmende Wirkung entfalten, die eine oft lange dauernde klinische Remission einleitet. Die Erklärung dieses Phänomens fällt schwer. Möglicherweise handelt es sich um eine anfängliche synergistische Wirkung des angewandten Sexualhormons mit tumorwachstumsfördernden Hypophysenhormonen. Mit der Zeit käme es dann zu einer Hemmwirkung auf die Hypophyse und damit zur Tumorsuppression. Zur Überbrükkung der initialen Exacerbation, die sich in einer vorübergehenden Schmerzzunahme und Auftreten von Hypercalciurie mit oder ohne Hypercalciämie äußert, ist die vorsorgliche Verabfolgung von Corticosteroiden oder von Methotrexat [145] vorgeschlagen worden. Seitdem die Phosphattherapie ihre regelmäßige Wirksamkeit bei der Bekämpfung der Hypercalciämie bewiesen hat, scheint es möglich, diese Komplikation durch eine prophylaktische Phosphatmedikation zu vermeiden. Die Erfahrung wird lehren, ob dieses Vorgehen zum gewünschten Erfolg führt. Falls die subjektiven oder objektiven Zeichen der Exacerbation des Tumorwachstums länger als 14 Tage anhalten, kann auf die Unwirksamkeit bzw. Schädlichkeit der versuchten Therapie geschlossen werden.

Im Gegensatz zur relativ häufigen Hypercalciämie ist die *Erniedrigung des Serumcalciums* beim metastasierenden Mammacarcinom sehr selten [69]. In den wenigen beschriebenen Fällen wurde eine klinische Symptomatologie beobachtet, die der bei der Hypercalciämie beobachteten sehr ähnlich ist: verwaschene Sprache, Benommenheit, Koma. Die Differentialdiagnose ist durch das EKG sofort zu stellen und der Zustand durch Calciuminfusionen und Vitamin D reversibel. Der Entstehungsmechanismus dieser ungewöhnlichen metabolischen Nebenerscheinung des metastasierenden Mammacarcinoms ist nicht bekannt —

Thyrocalcitoninausscheidung durch den Tumor?, übermäßiger Calciumverbrauch durch reparative Vorgänge im Skelet? Das Vorkommen von Hyper- und Hypocalciämie ist jedenfalls ein Hinweis auf die Notwendigkeit, bei Patienten mit Mammacarcinom häufig und regelmäßig das Serumcalcium zu bestimmen [162].

G. Besondere Aspekte

1. Mammacarcinom und Schilddrüse

Es ist bekannt, daß die Schilddrüse bei der Entwicklung der Mamma eine Rolle spielt [124]. Ein Einfluß dieses Hormons auf das Mammacarcinom scheint somit theoretisch möglich. Schon BEATSON [10] hat im 19. Jahrhundert seine Mammacarcinompatientinnen durch Kastration und gleichzeitig mit Thyreoideapräparaten behandelt. Er maß der Wirkung des Schilddrüsenhormons eine der Kastration vergleichbare oder sie verstärkende Wirkung auf den Tumor zu. Sehr viele Patientinnen sind seither mit diesem Hormon behandelt worden, das auch heute noch beim Brustkrebs gegeben wird.

Dem Problem der Schilddrüsenfunktion bei Krebspatienten, besonders bei Patientinnen mit Mammacarcinom, ist immer wieder große Beachtung geschenkt worden. Die meisten Untersucher finden eine signifikant verminderte Schilddrüsenfunktion bei Mammacarcinomkranken. Andererseits scheint es festzustehen, daß Schilddrüsenüberfunktion und Mammacarcinom nur selten zusammentreffen [18, 118, 193]. Diese Feststellung ist jedoch nicht unwidersprochen geblieben [43, 170].

Die logische Folgerung aus diesen Beobachtungen war der Behandlungsversuch mit Thyreoideapräparaten [48]. Bisher liegen widersprüchliche Resultate vor. Diese Therapiemöglichkeit sollte jedoch systematisch auf ihren Wert untersucht werden. Vergleichende klinische Studien sind bereits angelaufen. Bis zum Vorliegen eindeutig interpretierbarer Resultate sollten Thyreoideapräparate beim Mammacarcinom nicht gegeben werden.

2. Mammacarcinom und Schwangerschaft

Das Auftreten eines Mammacarcinoms während einer Schwangerschaft sowie in der Nachgeburtsperiode bedeutet in fast allen Fällen eine schlechte Prognose. Prinzipiell unterscheidet sich die *Initialbehandlung* (Operation, Strahlentherapie) in dieser Situation nicht von dem üblichen Procedere. Wegen der bekannten Schwere des Verlaufes ist jedoch in allen Fällen, d. h. auch ohne nachgewiesene Metastasierung, die Kastration indiziert. Falls der Effekt rasch eintreten soll (progredientes Metastasenwachstum), sollte, wenn möglich, die Ovarektomie durchgeführt werden. Handelt es sich um eine prophylaktische oder frühtherapeutische Maßnahme, kann die Ovarbestrahlung gewählt werden. Eine Schwangerschaftsunterbrechung ist nicht indiziert: der Krankheitsverlauf wird dadurch nicht oder evtl. sogar ungünstig beeinflußt. Eine Gefährdung des Kindes besteht nicht.

Ein besonderes Problem stellt die Schwangerschaft bei einer Patientin mit operiertem und potentiell geheiltem Mammacarcinom dar. Bedeutet sie für solche Frauen eine Gefahr? Man kann sich leicht vorstellen, daß das komplexe hormonale Geschehen anläßlich einer Gravidität einen hormonabhängigen Tumor bzw. seine Metastasen zu erneutem Wachstum anzuregen vermag. Die Schwangerschaft hat auf den Mammatumor der Maus einen sicheren stimulierenden Einfluß [138]. Interessanterweise geht aus Statistiken hervor, daß nullipare Frauen häufiger an Mammacarcinomen erkranken als Frauen, die geboren haben. Solche Beobachtungen sind jedoch zur Beurteilung der Bedeutung einer Schwangerschaft bei Patientinnen mit Mammacarcinom nicht verwertbar. Auch Einzelbeobachtungen oder kleine Serien von Fällen haben keine Aussagekraft. Nur genaue statistische Untersuchungen vermögen Hinweise auf die tatsächlichen Zusammenhänge zu geben.

Die Verlaufsanalyse bei mehreren hundert Mammacarcinompatientinnen, die mehr oder weniger lange nach der Behandlung des Primärtumors schwanger wurden, hat folgendes Resultat ergeben, wobei die Berichte verschiedener Autoren weitgehend übereinstimmen [16, 156]: Bei chirurgisch radikal operierten Patientinnen (mit oder ohne postoperativer prophylaktischer Strahlenbehandlung) scheinen weder Schwangerschaft noch Geburt noch Nachgeburtsperiode (Lactation) zu einer Stimulierung des Tumorwachstums zu führen. Ein mindestens zweijähriges Intervall zwischen Operation des Primärtumors und Auftreten der Schwangerschaft muß jedoch gefordert werden. Vergleicht man Überlebenszeit und Rezidivfreiheit solcher Patientinnen mit einer bezüglich Alter und Tumorart vergleichbaren Gruppe anderer Kranken ohne Schwangerschaft, so zeigt sich ein statistisch signifikanter Unterschied zugunsten der Frauen mit Schwangerschaft. Dieser Unterschied bedeutet vielleicht nur eine Selektion besonders gutartig verlaufender Fälle, bei denen es gerade deshalb überhaupt zur Schwangerschaft kommen konnte. Einzelne Autoren [156] sehen darin jedoch einen echten *Schutzeffekt der Schwangerschaft*. Sie lehnen aus diesem Grund auch kategorisch die prophylaktische Kastration (s. S. 20) ab, da damit einer jungen Frau die Möglichkeit genommen werde, ihre Prognose durch eine spätere Schwangerschaft zu verbessern.

IV. Die endokrine Behandlung des Prostatacarcinoms

Einleitung

In der westlichen Welt ist das Prostatacarcinom die häufigste innere Krebsart bei Männern im Alter von 50 und mehr Jahren. Wenn es auch, entsprechend den vielen anderen Todesursachen dieser Altersklasse, in den Mortalitätsstatistiken nicht so auffällig in Erscheinung tritt, so verursacht es doch eine beträchtliche Morbidität.

Die Radikaloperation — und damit die Möglichkeit der chirurgischen Heilung — kommt nur für eine kleine Zahl von Patienten in Frage. Über 90% der Prostatacarcinome werden erst dann diagnostiziert, wenn die Ausbreitung des Tumors eine chirurgische Totalentfernung nicht mehr erlaubt. Diese relativ späte Diagnosestellung hat folgende Gründe: 1. der Arzt palpiert die Prostata beim symptomlosen Patienten viel zu selten; 2. unsere Bevölkerung ist nicht genügend „krebsbewußt", d. h. sie unterzieht sich nicht konsequent einer vorsorglichen Untersuchung; 3. der Prostatakrebs verursacht im allgemeinen erst dann Symptome, wenn er das operable Stadium überschritten hat. Der Prozentsatz der operablen Frühfälle ist in den Vereinigten Staaten von Amerika höher als bei uns, da dort regelmäßige Gesundenuntersuchungen vielerorts Routine sind.

Eine kurative Radiotherapie ist wegen der weitgehenden Strahlenunempfindlichkeit dieses Tumors und wegen der anatomischen Verhältnisse nicht möglich. Die hier besprochenen endokrinen Therapiemethoden führen nie zu einer Heilung. Die meisten Patienten mit Prostatacarcinom sind somit heute vom Moment der Diagnose an auf eine *palliative Behandlung* angewiesen.

Die Hauptziele dieser Behandlung sind: Behebung der Miktionsbeschwerden, Behebung der Skeletschmerzen, Besserung des Allgemeinzustandes, Lebensverlängerung. Die Indikation jedes therapeutischen Schrittes ist im Hinblick auf die begrenzten Ziele sorgfältig zu stellen, d. h. die in Kauf genommenen Nebenerscheinungen sollen in einem richtigen Verhältnis zum voraussehbaren Resultat stehen. Die Patienten müssen während der ganzen Dauer der Therapie genau überwacht werden. Dabei sind sowohl die lokalen Verhältnisse (Größe des Primärtumors, Miktionsverhältnisse) als auch die Metastasenzeichen (Schmerzen, Serumphosphatasen, Röntgenbilder) und der Allgemeinzustand (Gewicht, Hämoglobin, körperliche Aktivität) regelmäßig zu kontrollieren und zu registrieren. Jede Hormontherapie — in besonderem Maße bei älteren Kranken — bedingt Kontrollen der Herz-, Nieren- und Leberfunktion. In den meisten Fällen ist eine gleichzeitige kardiale und/oder diuretische Behandlung notwendig. Ein Patient mit Prostatacarcinom sollte deshalb grundsätzlich gemeinsam von einem Urologen und von einem Internisten betreut werden.

A. Entstehung und Grundlagen

Im Jahre 1941 begannen Huggins u. Mitarb. mit der Veröffentlichung einer Serie von Mitteilungen, die die Grundlage für die hormonale Beeinflussung des Prostatacarcinoms legten [80]. Die Publikationsreihe ist beispielhaft für die Konzeption einer Arbeitshypothese, den sich daran anschließenden metikulösen Aufbau eines tierexperimentellen Modells und schließlich dessen erfolgreiche Übertragung in die Klinik. Diese Arbeiten haben Charles Huggins den Nobel-Preis des Jahres 1966 eingebracht.

Huggins konnte zeigen, daß sowohl die normale als auch die krankhaft veränderte Prostata nach Entzug der Androgene (durch Kastration) oder unter Oestrogenmedikation atrophiert. Der hohe Gehalt an saurer Phosphatase im Carcinomgewebe und in seinen Metastasen, der sich oft in einer Erhöhung der Serumwerte widerspiegelt, wurde etwa zur gleichen Zeit demonstriert und lieferte ein einfaches und weitgehend spezifisches Kriterium zur Abschätzung der Tumorausbreitung und der hormontherapeutischen Wirkung [64]. Da die im Serum gemessene saure Phosphatase auch aus anderen Geweben stammen kann (Erythrocyten, Thrombocyten, Knochen, Nieren u. a.), bedeutet die 1953 von Fishman eingeführte Bestimmungsmethode der Phosphatase prostatischen Ursprungs (Tartrathemmung) einen weiteren Fortschritt in der quantitativen Erfassung des Tumorwachstums [53]. Warum ca. die Hälfte der metastasierenden Prostatacarcinome keine Erhöhung der sauren Phosphatase im Serum verursachen, ist nicht bekannt.

Das Prinzip der schon vor Huggins praktizierten, jedoch erst von ihm auf eine rationale und experimentell begründete Basis gestellten Hormontherapie beim Prostatacarcinom ist die Ausschaltung der Androgenproduktion bzw. die Verabfolgung einer „antiandrogenen" Medikation. Es ist leicht verständlich, daß die für ihr Wachstum und für ihre Funktion von Androgenen abhängige Vorsteherdrüse — und damit das diese Hormonabhängigkeit beibehaltende Prostatacarcinom — auf die Ausschaltung der Androgenquellen mit einer Größenabnahme reagiert. Dies erklärt den oft spektakulären Erfolg der Orchidektomie und der Adrenalektomie. Schwerer verständlich ist die oft ebenso eindrückliche Wirkung der Oestrogenmedikation. Da unter Oestrogeneinfluß die Hoden atrophieren, scheint in diesem Sinne ein „antiandrogener" Effekt vorzuliegen. Es steht heute noch nicht fest, ob ein solcher Effekt durch direkte Wirkung auf die Hoden oder durch einen bremsenden Einfluß auf die Hypophyse zustande kommt. Es gibt Anhaltspunkte für beide Mechanismen [186, 203]. Auch eine direkte cytostatische Wirkung der Oestrogene auf das Tumorgewebe kommt in Frage und ist experimentell nachgewiesen worden [115]. Corticosteroide hemmen ihrerseits die ACTH-Produktion und damit die Sekretion der adrenogenen Androgene. Sie bewirken auf diese Weise eine „medikamentöse Adrenalektomie" [134]. Durch die Hypophysektomie werden nicht nur die direkt auf die Hoden wirkenden gonadotropen Hormone LH oder ICSH (luteinisierendes Hormon, Interstitiumzell-stimulierendes Hormon) ausgeschaltet, sondern auch das Wuchshormon, das möglicherweise Wachstum und Ausbreitung des Tumorgewebes unterstützt.

B. Therapie durch Hormonentzug

1. Die Orchidektomie

Sie stellt einen relativ kleinen chirurgischen Eingriff dar, der den Patienten dieser hohen Altersklasse im allgemeinen ohne weiteres zugemutet werden kann. Viel wesentlicher ist das psychologische Trauma der Kastration. Die deshalb in letzter Zeit immer mehr angewandte subcapsuläre Entfernung der Testes (Belassung eines „Scrotuminhaltes", bestehend aus Kapsel, Nebenhoden und Hämatom) hat den Nachteil, daß unter Umständen noch inkretorisch aktive Leydigzellen zurückgelassen werden [151]. Die Einlage von Hoden-„prothesen" aus Kunststoff in das Scrotum ist heute möglich und scheint sich zu bewähren. Interessant ist die Untersuchung von Ellis u. Grayhack über die Sexualfunktion nach Orchidektomie und Oestrogenmedikation [46]. Im Gegensatz zur vorherrschenden Ansicht, wonach Kastration und/oder Oestrogentherapie immer völlige Impotenz und Libidoverlust zur Folge haben, fanden diese Autoren in über 40% der in ihre Untersuchung einbezogenen 38 Patienten nach Kastration und/oder Oestrogenmedikation eine mehr oder weniger weitgehende Erhaltung der sexuellen Aktivität. Diese Beobachtung deckt sich mit den in Zürich erhaltenen Befunden von Petersen [157].

Eine Röntgenkastration ist abzulehnen, da — im Gegensatz zu den Samenkanälchen — die inkretorischen Anteile des Hodens weitgehend strahlenresistent sind.

2. Die Ausschaltung der Nebennierenrinde und der Hypophyse

Im Anschluß an die chirurgische Kastration kommt es innert Monaten zu einem Wiederansteigen der Androgenmetaboliten im Urin. Bei Tieren bewirkt die Kastration eine Hypertrophie der Nebennierenrinde. Schon Huggins hat deshalb als weitere „antiandrogene" Maßnahme die *Adrenalektomie* vorgeschlagen und selbst als erster durchgeführt [81]. Da es sich um eine relativ große Operation bei meistens alten Patienten in einem schlechten Allgemeinzustand handelt, wird die chirurgische Adrenalektomie nicht häufig vorgenommen [126]. Es hat sich auch gezeigt, daß eine Corticosteroidmedikation zu ähnlichen klinischen Resultaten führt.

Auch die *Hypophysektomie* ist aus den oben angeführten Gründen beim metastasierenden Prostatacarcinom noch nicht an großen Patientenserien erprobt worden [166]. Neben der endokrinen Wirkung hat die Hypophysektomie wahrscheinlich auch einen unspezifischen analgetischen Effekt, wie Juret et al. nachweisen konnten [87]. Da bei vielen Patienten in fortgeschrittenen Stadien der Krankheit die metastasenbedingten Skeletschmerzen ganz im Vordergrund stehen, fällt diese Wirkung besonders ins Gewicht. Die Hypophysenausschaltung, besonders durch die wenig traumatische stereotaktische Einlage von Isotopen in die Sella turcica bzw. durch Elektrocoagulation (siehe unter III, B, 2.), sollte vielleicht häufiger und früher durchgeführt werden als bisher.

C. Therapie durch Hormonzufuhr

1. Die Oestrogene

Es liegen bis heute keine verläßlichen Angaben über das beste Präparat und eine optimale Dosierung vor. Wahrscheinlich wirken synthetische Oestrogene ebensogut wie natürliche Extrakte oder halbsynthetische Verbindungen. Die Oestrogene sollten wenn möglich parenteral verabreicht werden. Damit ist eine ununterbrochene Behandlung gewährleistet und gleichzeitig die Gelegenheit zur regelmäßigen Kontrolle der Patienten gegeben. Denn die Oestrogentherapie muß so lange ohne Unterbruch fortgeführt werden, als Anhaltspunkte für ihre Wirksamkeit bestehen.

Wir verwenden vor allem das Polyoestradiolphosphat *Estradurin* in einer Dosierung von 40—80 mg, intramuskulär alle 2 bis 4 Wochen verabfolgt [86].

In Tablettenform bewährte Präparate sind:
1. *Äthinyloestradiol* als Eticyclin oder Lynoral oder Progynon M: 1—3 mg/Tag.
2. *Diäthylstilboestrol* (verschiedene Markennamen): 5—15 mg/Tag.
3. *TACE* (Chlorotrianisen): 24—48 mg/Tag.

Das Diäthylstilboestroldiphosphat *Honvan* soll durch enzymatische Spaltung von Phosphatase im Prostatagewebe und in den Tumormetastasen in Diäthylstilboestrol umgewandelt werden. Eine solche selektive Wirkung im Tumorgewebe kann jedoch nicht bewiesen werden. Honvan kann intravenös (500 mg 2mal pro Woche oder mehr) oder per os (100—300 mg täglich) gegeben werden. Seine Wirkung entspricht der anderer Oestrogenpräparate.

Grundsätzlich ist die *minimale wirksame Oestrogenmenge* zu verabfolgen, die je nach Patient verschieden ist und die sich auch beim gleichen Patienten ändern kann. Das Anpassen der Dosis — in beide Richtungen — geschieht nach subjektiven und/oder objektiven Kriterien der therapeutischen Wirkung.

2. Die Corticosteroide

20—30 mg Prednison am Tag hemmen die Funktion der Nebennierenrinde [14]. Neben dieser spezifischen hormonalen Wirkung hat das Prednison einen allgemein euphorisierenden und analgetischen (entzündungshemmenden) Effekt. Wegen der bekannten Nebenerscheinungen (Osteoporose, Diabetes, Hypertonie, Magengeschwüre) sollten Corticosteroide in der Regel jedoch nicht routinemäßig und nicht während langer Zeit gegeben werden.

3. Die Gestagene

In letzter Zeit sind alte Berichte über eine gute Wirksamkeit verschiedener Gestagene bei der Behandlung des Prostatacarcinoms bestätigt worden [56]. Die mitgeteilten Resultate beziehen sich vorläufig jedoch nur auf wenige Patienten. Wahrscheinlich kommt die Wirkung durch eine Hypophysenhemmung zustande. Aber auch ein antiandrogener Effekt am Ort der Androgenproduktion oder am Erfolgsorgan ist denkbar. *Proluton-Depot* in einer Dosierung von 1—3 g/Woche i.m. kann bei oestrogenresistenten Patienten versuchsweise gegeben werden.

D. Resultate und Nebenerscheinungen

Das in 70—80% der Patienten beobachtete Ansprechen auf die Hormontherapie äußert sich subjektiv in einem Verschwinden der Schmerzen, einer Besserung des Allgemeinzustandes und bisweilen in einer Wiedererlangung der Arbeitsfähigkeit. Objektiv kommt es zu einer Gewichtszunahme, einem Hämoglobinanstieg und hauptsächlich zu einer Größenabnahme des Primärtumors. Oft wird dadurch der Patient von seinem Dauerkatheter befreit. Sehr schwer fällt die Demonstration einer Verlängerung der Überlebenszeit, da bei diesen älteren Patienten ja carcinomunabhängige Todesursachen häufig sind. Eine Reihe von Statistiken haben jedoch nachgewiesen, daß Patienten, die auf die Hormontherapie ansprechen, eine signifikant längere Überlebenszeit haben als hormonresistente Carcinomträger [49, 143, 160]. Nur in Ausnahmefällen wird ein Rückgang der Knochenmetastasen im Röntgenbild gesehen. Weichteilmetastasen verschwinden jedoch nicht selten.

Die hormonalen Nebenerscheinungen sind Libidoverlust, Impotenz, Feminisierung, Wallungen. Es treten typische psychische Veränderungen auf wie Gereiztheit, Verstimmung, Depressionen [15, 157]. Das psychische Trauma kann durch eine eingehende Vorbereitung auf die zu erwartenden Veränderungen und durch adäquate Führung der Patienten vermindert werden. Infolge der Oestrogenbehandlung tritt regelmäßig eine oft schmerzhafte *Gynäkomastie* auf. Eine Bestrahlung der

Mammae vor Beginn der Therapie ist imstande, die unangenehmen Komplikationen zu verhindern [2]. Diese einfache und den Patienten nicht belastende prophylaktische Maßnahme sollte routinemäßig durchgeführt werden. Die Bestrahlung der bereits hypertrophierten Brustdrüse ist jedoch unwirksam. In schweren Fällen kann die doppelseitige Mammaamputation notwendig werden.

Weitere Nebenerscheinungen der Oestrogenmedikation sind gastrointestinale Unverträglichkeit (praktisch immer behebbar durch Präparatwechsel oder Umstellung auf parenterale Verabfolgung) und *Wasserretention*. Tägliche Kontrollen des Körpergewichtes, besonders bei Therapiebeginn, sind deshalb unbedingt durchzuführen. Die Mehrzahl der Patienten benötigt als Korrekturmaßnahme eine kardiale und/oder diureseförderende Behandlung.

Wie gefährlich die Oestrogene in der hier notwendigen hohen Dosierung sein können, geht aus den kürzlich publizierten Beobachtungen einer amerikanischen Spitalgruppe hervor. Eine kurze Beschreibung und die vorläufigen Resultate dieser wertvollen Studie sind im folgenden wiedergegeben.

Ziel und Aufbau der Studie

Daß Kastration und/oder Oestrogenmedikation bei den meisten Patienten mit Prostatacarcinom zu einer eindeutigen klinischen Besserung führen, ist seit über 25 Jahren bekannt. Zu welchem Zeitpunkt soll jedoch mit der Behandlung begonnen werden? Welche der genannten Maßnahmen ist die beste? Bietet die Kombination beider Therapien Vorteile? Fragen dieser Art können auf Grund von Einzelbeobachtungen oder kleinen Patientenserien, wie sie von *einer* Klinik aus übersehbar sind, nicht beantwortet werden. Auch die retrospektive Auswertung eines großen Krankengutes läßt keine sicheren Schlüsse zu, bzw. führt erfahrungsgemäß immer wieder zu falschen Anschauungen. Nur prospektive und genau kontrollierte klinische Untersuchungen sind imstande, gültige Antworten zu geben. Die sehr umfangreiche klinische Literatur ist voller Widersprüche. Es erstaunt, daß nach so vielen Jahren der tausendfachen Durchführung endokriner Therapiemaßnahmen bei einer der häufigsten Carcinomarten das optimale Procedere noch nicht bekannt ist.

Die Einführung und zunehmende Verbreitung gut organisierter kontrollierter klinischer Studien hat in den letzten Jahren zu einem besseren Verständnis vieler therapeutischer Probleme der palliativen Malignomtherapie geführt [130]. Aus statistischen und zeitlichen Gründen drängt sich für solche Untersuchungen die Zusammenarbeit mehrerer Kliniken oder Zentren auf. Im Jahr 1960 schlossen sich 14 Spitäler in den Vereinigten Staaten zusammen, um mit Hilfe genau festgelegter Behandlungsprotokolle die bekannten wirksamen Therapiemodalitäten beim Prostatacarcinom miteinander zu vergleichen. Die ersten Ergebnisse dieses im August 1966 bereits 2812 Patienten einschließenden Gemeinschaftsunternehmens liegen jetzt vor [191].

Resultate

2052 Patienten konnten bisher definitiv in die Studie aufgenommen und je nach Tumorausdehnung in vier Klassen eingeteilt werden. Die 288 Patienten der operablen Stadien I und II wurden postoperativ in eine Oestrogen- und in eine Placebo-Gruppe randomisiert (d. h. rein zufallsmäßig eingeteilt). Die 1764 Patienten der inoperablen Stadien III und IV wurden (wiederum durch Randomisierung) in vier Behandlungsgruppen verteilt: 1. Oestrogenmedikation, 2. Orchidektomie mit nachfolgender Placebomedikation, 3. Orchidektomie mit nachfolgender Oestrogenmedikation, 4. Placebomedikation allein.

Bei den Stadien I und II zeigte es sich, daß die Oestrogenmedikation die Überlebenszeit nicht nur nicht verlängerte, sondern gegenüber der Placebogruppe signifikant *verkürzte*. Die Zahlen sind zwar relativ klein, weisen jedoch darauf hin, daß Patienten mit operablem, d. h. auf die Prostata lokalisiertem Carcinom und mit normalem Serumwert für saure Phosphatase, keine Oestrogentherapie erhalten sollen.

Auch bei den 992 Patienten des Stadiums III (Kapseldurchbruch des Tumors, jedoch normaler Wert für saure Serumphosphatase und röntgenologisch normales Skelet) führte die Oestrogenmedikation zu einer gegenüber den nicht hormonbehandelten Gruppen verkürzten Überlebenszeit. Nur die 772 Patienten des Stadiums IV (erhöhte saure Phosphatase und/oder Knochenmetastasen) wiesen in allen vier Behandlungsgruppen ähnliche Überlebenszeiten auf: Die Oestrogene schienen das Leben nicht zu verkürzen, bewirkten aber auch keine Lebensverlängerung.

Die Oestrogentherapie (in dieser Studie durchwegs aus 5 mg Diäthylstilboestrol täglich per os bestehend) verkleinerte zwar die durch das Prostatacarcinom verursachte Mortalität, vermehrte jedoch massiv die Todesfälle durch Herzinsuffizienz und cerebrale Kreislaufschäden. Es scheint sich um die Folgen der wasserretinierenden Wirkung der Oestrogene zu handeln, vielleicht aber auch um andere noch unbekannte Folgen dieser hochdosierten langzeitigen Hormonbehandlung (thrombosefördernde Wirkung?).

Im vorliegenden Bericht sind einige wichtige Angaben nicht enthalten: Alter der Patienten und nähere klinische Daten, Herztherapie, diuretische Medikation, Anticoagulation u.a.m. Deutlich geht aber daraus hervor, daß die Oestrogene das subjektive Befinden, besonders die Schmerzen entscheidend bessern, die saure Phosphatase senken und den Primärtumor verkleinern. Der Wert der antiandrogenen Therapie des Prostatacarcinoms wird somit nicht in Frage gestellt, sondern im Gegenteil bestätigt. Die beträchtlichen Gefahren der Oestrogenbehandlung kommen jedoch eindrücklich zur Darstellung.

Vorläufige Schlußfolgerungen
1. Die Oestrogentherapie des Prostatacarcinoms in den Stadien I, II und III führt zu vermehrten Todesfällen infolge kardialer und cerebraler Kreislaufschäden.
2. Beim symptomlosen Patienten ist die Oestrogentherapie deshalb im allgemeinen abzulehnen.
3. Oestrogene und/oder Orchidektomie bewirken eine Verkleinerung des Primärtumors und regionaler Metastasen, sowie eine deutliche Schmerzlinderung und eine Senkung der sauren Serumphosphatase (als Ausdruck der Wirkung auch auf die Skeletmetastasen).
4. Im Stadium IV oder bei behandlungsbedürftigen Patienten der Stadien II und III ist eine antiandrogene Therapie indiziert.
5. Patienten unter Oestrogentherapie müssen im Hinblick auf die Nebenerscheinungen dieser Behandlung, besonders bezüglich Wasserretention, genau überwacht werden.

Die sorgfältige Organisation dieser Gemeinschaftsstudie und die große Zahl der beurteilten Patienten bürgen für die Gültigkeit der Aussagen [190]. Zum ersten Male wird hier eine prospektive Untersuchung auf statistisch einwandfreier Grundlage an einer genügend großen Patientenzahl mit dem Ziel durchgeführt, die verschiedenen hormontherapeutischen Maßnahmen endgültig zu beurteilen. Der Nachweis einer Lebensverkürzung durch Oestrogenbehandlung kam überraschend. Den weiteren Resultaten sieht man mit großem Interesse entgegen. Wir sind verpflichtet, unser therapeutisches Vorgehen nach den Erfahrungen dieser Studie auszurichten.

E. Behandlungsplan

1. Grundsätze

Eine hormonale Therapie darf nur dann durchgeführt werden, wenn das Vorliegen eines Prostatacarcinoms *histologisch* (evtl. cytologisch) gesichert ist. Auch die Trias: „typischer" Lokalbefund, osteoplastische Metastasen, hohe Serumwerte für saure Phosphatase muß nicht immer die Diagnose Prostatacarcinom bedeuten [164]. Eine chronische Prostatitis kann palpatorisch ein Carcinom vortäuschen, osteoplastische Skeletherde und eine hohe saure Serumphosphatase kommen auch bei anderen Malignomen vor, z. B. beim Magencarcinom.

Es ist wichtig, die *Ausdehnung* des neoplastischen Prozesses so genau als möglich festzustellen. Dazu sind in allen klinischen Stadien des Prostatacarcinoms im allgemeinen Röntgenaufnahmen der Lunge und des Skeletes (Rippen, Wirbelsäule, Becken), ein intravenöses Pyelogramm und blutchemische Untersuchungen der Nieren- und Leberfunktion erforderlich.

Für jeden Patienten sind zu Beginn der Behandlung die *Kriterien* zu bestimmen, an denen Ansprechen oder Nichtansprechen auf die Therapie abgelesen werden können — z. B. Lokalbefund, Metastasen im Röntgenbild, erhöhte saure (prostatische) Serumphosphatase, o. ä.

Bei Patienten dieser Altersklasse ist jede therapeutische Maßnahme — im Bewußtsein ihres palliativen Charakters — auf die bestenfalls zu erreichende *Überlebenszeit* abzustimmen. Das Alter, der Allgemeinzustand, Begleitkrankheiten (bes. Arteriosklerose), psychologische Faktoren, u.a.m. sind zu berücksichtigen. Weiterhin wird das therapeutische Vorgehen entscheidend durch die carcinom- oder metastasenbedingten *Beschwerden* bestimmt, wiederum unter Berücksichtigung der Lebenserwartung. So wird man für jüngere Patienten eher ablative Maßnahmen (Orchidektomie, Hypophysektomie) vorsehen als für ältere, bei denen vermehrt eine additive Hormontherapie (Oestrogene, Corticosteroide) in Frage kommt. Bei einem relativ alten und symptomlosen Patienten wird man unter Umständen — trotz ausgedehnter Metastasierung — überhaupt auf einen antiandrogenen Behandlungsversuch verzichten.

In jeder Phase und Ausdehnung der Krankheit sollen, unabhängig von der Hormontherapie, nach Bedarf lokale urologische Therapiemaßnahmen angewandt werden. Auch eine Bestrahlung schmerzhafter oder komprimierender Metastasen kann indiziert sein. Auf diese Methoden wird hier nicht näher eingegangen.

Eine Hormontherapie ist grundsätzlich so lange ununterbrochen fortzuführen — bzw. die Entfernung einer innersekretorischen Drüse ist so lange wirken zu lassen — bis eindeutige Zeichen von erneutem Tumorwachstum ihre Unwirksamkeit bewiesen haben. Von jedem Hormonpräparat soll nach Möglichkeit die kleinste wirksame Dosis verabreicht werden.

2. Initialbehandlung

a) Lokalisiertes Prostatacarcinom, diagnostiziert in einer wegen klinisch benigner Hypertrophie excidierten Drüse (Zufallsbefund).

Keine weitere therapeutische Maßnahme. Jedoch regelmäßige klinische, urologische, blutchemische und eventuell röntgenologische Kontrollen.

b) Lokalisiertes Prostatacarcinom, diagnostiziert durch Biopsie eines rectal palpierten Knotens, keine Zeichen für regionale Ausbreitung (kein Kapseldurchbruch), normale saure Prostataphosphatase.

Radikale Prostatektomie [2] mit Verifizierung der ausschließlich auf die Drüse beschränkten Lokalisation. Keine weiteren therapeutischen Maßnahmen. Eventuell vorsorgliche Orchidektomie (Berücksichtigung

---

[2] Bei der Indikationsstellung zu diesem Eingriff ist der dadurch relativ häufig resultierenden Inkontinenz Rechnung zu tragen.

der Einstellung des Patienten zu einem solchen Eingriff). Genaue Überwachung wie unter a, mindestens in ½jährlichen Abständen.

c) *Prostatacarcinom, durch Rectalpalpation und Biopsie diagnostiziert. Wegen Kapseldurchbruch nicht operabel. Normaler Wert der sauren Serumphosphatase (prostatischer Anteil), negative Skeletröntgenbilder.*
Orchidektomie. Falls sich der Patient gegen diesen Eingriff sträubt: Oestrogenmedikation.

Regelmäßige urologische Kontrollen im Hinblick auf eine eventuelle Radikaloperation nach genügendem (hormontherapeutisch bedingtem) Rückgang der lokalen Tumorausbreitung [28].

d) *Prostatacarcinom mit Fernmetastasen: Skeletveränderungen im Röntgenbild und/oder Erhöhung der sauren prostatischen Serumphosphatase.*
Orchidektomie und Beginn einer Oestrogenmedikation.

3. Therapie des Rezidivs nach erfolgreicher Initialbehandlung und bei Patienten, die auf Orchidektomie und/oder Oestrogene nicht angesprochen haben

Nach kürzerer oder längerer Remission kommt es schließlich bei allen Patienten nach der Kastration, bzw. unter der Oestrogentherapie, zu erneutem Tumorwachstum. Dieses äußert sich in lokalen Beschwerden: Harnretention, Schmerzen im kleinen Becken und/oder in metastasenbedingten Symptomen: Skeletschmerzen, Anstieg der sauren prostatischen Phosphatase. Gleichzeitig verschlechtert sich in der Regel der Allgemeinzustand, das Hämoglobin sinkt ab u.a.m. Solche Patienten im Rezidiv, sowie die ca. 25% der gegenüber der initialen antiandrogenen Therapie resistenten Kranken, haben eine viel schlechtere Aussicht, auf weitere Palliativmaßnahmen anzusprechen. Im folgenden sind die therapeutischen Möglichkeiten aufgeführt, die in dieser Situation noch in Betracht kommen. 10 bis 50% der Patienten wird damit zu einer nochmaligen Remission verholfen, deren Dauer jedoch immer kürzer ist als die der ersten Remission [128].

a) Patienten im Rezidiv unter anfänglich erfolgreicher Oestrogentherapie erleben durch eine *Orchidektomie* oft nochmals eine Remission. Trotz der weitgehend atrophischen Hoden kann dieser Eingriff Erfolg haben, da die Leydigzellen-Aktivität durch Oestrogenmedikation nicht vollständig ausgeschaltet wird. Umgekehrt hat bei primär kastrierten Patienten eine Oestrogentherapie im allgemeinen keine Wirkung mehr.

b) Bevor ein Patient als „oestrogenresistent" erklärt wird, sollte der Versuch gemacht werden, durch massive *Dosiserhöhung* (10fach und mehr) oder/und durch *Wechsel des Oestrogenpräparates* nochmals eine Tumorwirkung zu erzielen [40].

c) Eine zusätzlich zu den Oestrogenen verabfolgte *Prednisontherapie* hemmt die Nebennierenrindenandrogene und kann auf diese Weise als weitere antiandrogene Maßnahme zu einem nochmaligen Therapieeffekt führen. Gleichzeitig wirken die Corticosteroide durch ihre analgetischen und euphorisierenden Eigenschaften.

d) Auf Grund einiger überzeugender Einzelbeobachtungen wenden wir in letzter Zeit auch *Progesteron* an. Die bisherigen Erfahrungen lassen noch keine endgültige Beurteilung dieser Form der Hormontherapie zu [56].

e) Die *Adrenalektomie* kann bei jüngeren Patienten durchgeführt werden, die auf eine medikamentöse Ausschaltung der Nebenniere (durch Prednison) gut angesprochen haben. Die *Hypophysektomie* hat die gleichen Indikationen und die gleiche Erfolgsquote (über 50%/o der Fälle) wie die Adrenalektomie. Die stereotaktische Isotopenspickung bzw. Coagulation dürfte heute die Methode der Wahl sein.

f) Folgende weiteren therapeutischen Maßnahmen kommen noch in Frage bei Patienten, die man auf Grund vorgängiger Behandlungsversuche als hormonresistent bezeichnen muß:

Eine ^{32}P-*Applikation* [137] soll die Skeletmetastasen einer endogenen Bestrahlung aussetzen. Die dadurch hervorgerufene Knochenmarksdepression muß in Kauf genommen werden. Zur Verstärkung der ^{32}P-Wirkung kann das Tumorwachstum zuerst durch Androgene stimuliert werden [41].

In Einzelfällen ist auch — paradoxerweise — ein günstiger Effekt einer alleinigen *Androgentherapie* beobachtet worden [79]. Zudem soll eine kurzfristige Überschwemmung des oestrogenresistenten Organismus mit Androgenen zuweilen zu einer Durchbrechung der Oestrogenresistenz führen. Die Androgene wirken dann als „Hormonschock" [131].

Theoretisch interessant, praktisch jedoch noch nicht erprobt, ist die Anwendung von *Testosteron-antagonisten* [42, 144]. Möglicherweise könnten solche anti-androgene Substanzen die Oestrogentherapie ersetzen.

Die Erfahrungen mit cytostatischer Behandlung sind sehr klein [3]. In erster Linie werden Endoxan oder Fluorouracil verwendet.

V. Die endokrine Behandlung des Uteruscorpuscarcinoms

Einleitung

Die Häufigkeit des Korpuscarcinoms scheint in dem Maße zuzunehmen, in dem die Häufigkeit des Cervixcarcinoms abnimmt [201]. Im Vergleich zum Mamma- oder zum Prostatacarcinom handelt es sich um einen relativ seltenen Tumor. 60—70%/o der Patientinnen sind durch chirurgische und radiotherapeutische Methoden heilbar [83]. Bei den primär inoperablen oder sekundär Metastasen aufweisenden Patientinnen verläuft die Krankheit jedoch oft rasch progredient und ist durch lokale Therapiemethoden nicht mehr beeinflußbar.

Von Interesse ist das klinische „Syndrom", das auffallend häufig bei Patientinnen mit Korpuscarcinom beobachtet wird: Obesitas, Hirsutismus, Sterilität, Menstruationsstörungen, Schilddrüsendysfunktion, Diabetes, hoher Blutdruck [195]. Beim Stein-Leventhal-Syndrom sowie zusammen mit feminisierenden Ovarialtumoren wird das Korpuscarcinom auch gehäuft angetroffen [58, 106]. Ein vermehrtes Zusammentreffen von Diabetes mellitus und Korpuscarcinom ist allerdings bestritten worden [189].

A. Grundlagen

In der Aera des Aufschwunges der endokrinen Therapie des Mamma- und Prostatacarcinoms schien es NATHANSON gegeben, das Prinzip der endokrinen Umstimmung des Wirtsorganismus auch bei anderen bösartigen Tumoren anzuwenden, die von besonders hormonabhängigen Organen ausgehen. Daß hormonale Faktoren bei der Entstehung des Korpuscarcinoms irgendwie beteiligt sind, wird durch das gehäufte Auftreten der oben angegebenen endokrinen Dysfunktionszeichen bei Patientinnen mit dieser Geschwulstart nahegelegt. Verschiedene Indizien lassen eine wesentliche Rolle der Oestrogene bei der malignen Entartung der Uterusmucosa wahrscheinlich erscheinen: Junge Patientinnen mit langedauerndem Ausfall der Ovulation und Metrorrhagie weisen mit der Zeit eine cystische und adenomatöse Hyperplasie der Korpusschleimhaut auf, die in ca. 10% der Fälle maligne entartet [63]. Fortwährende, möglicherweise pathologisch verstärkte Oestrogenstimulation ohne Unterbrechung durch eine cyclische Progesteronsekretion könnte als wichtiger Faktor bei der Korpuscarcinomentstehung in Frage kommen [103]. Es ist gelungen, durch Oestrogenzufuhr bei Kaninchen Uteruscarcinome zu induzieren [132]. Gestagene können das Angehen dieser Tumoren verhindern, bzw. etablierte Geschwülste zur Rückbildung bringen [59, 168, 188].

Nach NATHANSONs Angaben wurden Patientinnen mit metastasierendem Korpuscarcinom einer intensiven Progesteronbehandlung unterzogen und 1960 konnte erstmals über 22 Fälle berichtet werden, von denen 7 eine objektive Tumorregression von zum Teil jahrelanger Dauer gezeigt hatten [96]. Seither hat diese Form der Hormontherapie Eingang in die Klinik gefunden und das gute Ansprechen ca. eines Drittels der Patientinnen auf hochdosierte Progesterontherapie konnte von allen Autoren bestätigt werden [178].

Der Wirkungsmechanismus der Progesteronbehandlung beim Korpuscarcinom ist — wie derjenige der Hormontherapie beim Mamma- und Prostatacarcinom — nicht abgeklärt. Ebensowenig weiß man, warum nur ein Teil der Patientinnen bzw. der Tumoren auf die Behandlung anspricht und warum die günstige Hormonwirkung immer zeitlich begrenzt ist. Grundsätzlich werden zwei Möglichkeiten diskutiert: 1. Hemmung der Hypophyse, 2. direkte Einwirkung des zugeführten Progesterons oder seiner Metabolite auf das Tumorgewebe. Unter Progesteroneinfluß fallen die LH-Werte ab [22], nicht jedoch die Werte anderer Hypophysenhormone. Anhaltspunkte für eine wesentliche Umwandlung des zugeführten Progesterons in Androgene, Oestrogene oder Corticosteroide, die ihrerseits das Tumorwachstum beeinflussen könnten, fehlen bis heute [96]. Hingegen übt das Progesteron eine atrophierende Wirkung auf die normale und auf die neoplastisch veränderte Uterusmucosa aus, wie durch die intrauterine Applikation des Hormons gezeigt werden konnte [188].

B. Durchführung der Behandlung

Es hat sich gezeigt, daß — ähnlich wie bei der Hormontherapie des Mammacarcinoms — ein langes „freies Intervall" zwischen der Operation des Primärtumors und dem Auftreten von Metastasen die beste Voraussetzung für eine erfolgreiche Hormontherapie des metastasierenden Korpuscarcinoms darstellt. Lungen- und Skeletmetastasen sprechen am besten an. In einigen Fällen konnte auch ein Rückgang von Lebermetastasen beobachtet werden [58]. Etwas weniger gut reagieren lokale und regionale (intraabdominale) Tumorrezidive. Wenig differenzierte Carcinome und Sarkome sind gegenüber einer Hormontherapie resistent.

Die meisten Patientinnen sind bis heute entweder mit 17-α-Hydroxyprogesteroncapronat (Proluton, Delalutin) oder Medroxyprogesteronacetat (Provera), durch intramuskuläre Injektionen verabfolgt, behandelt worden. Provera kann auch per os gegeben werden.

Falls nur Lungenmetastasen vorliegen, genügt eine Dosis von 2mal 500 mg Proluton pro Woche, für andere Metastasenlokalisationen (Skelet, Abdomen, Becken) sind Dosen von 2 bis 5 g pro Woche notwendig. Die entsprechende Dosierung für Depot-Provera beträgt 1 bis 3 g wöchentlich i.m., bzw. 200 bis 300 mg pro Tag per os. Die optimale Dosierung steht heute noch nicht fest. Es soll grundsätzlich jedoch während der ersten Monate eine hohe Dosis verabfolgt werden, die dann — bei günstigem Effekt der Behandlung — langsam reduziert werden kann [95].

Die Therapie ist ununterbrochen so lange durchzuführen, als Anhaltspunkte für ihre Wirksamkeit bestehen. Erst nach mindestens zweimonatiger intensiver Behandlung darf ein Mißerfolg angenommen werden, wenn die Metastasen während dieser Zeit weitergewachsen sind.

Bei Patientinnen, die nach anfänglicher Remission unter Progesterontherapie ein Tumorrezidiv aufweisen, kann durch Dosissteigerung und/oder Präparatwechsel unter Umständen nochmals ein günstiger Einfluß auf den Tumor erreicht werden.

Von besonderem Interesse sind die Beobachtungen von VARGA u. HENRIKSEN [188] über den Einfluß von Proluton auf den Primärtumor. Unter der Hormonwirkung verkleinerte sich der Uterus, der Ausfluß von nekrotischem Material verschwand, der Blutabgang verringerte sich und die Exstirpation des Primärtumors konnte, unter besseren lokalen Voraussetzungen, an die Hormonbehandlung angeschlossen werden. Auf Grund dieser Mitteilung sollte die Hormontherapie als prophylaktische Maßnahme und zur Ermöglichung oder Erleichterung der Operation in Betracht gezogen werden.

C. Resultate und Nebenerscheinungen

Bis heute sind die Behandlungsresultate bei mehreren Hundert Patientinnen bekannt geworden. Etwa ein Drittel der Fälle spricht mit einer Besserung des subjektiven Befindens und einer Verkleinerung, bzw. einem Verschwinden von Metastasen in Lungen, Skelet, Leber und Abdomen an. Der therapeutische Effekt wird nach einer Behandlungsdauer von einigen Wochen bis spätestens zwei bis drei Monaten erkennbar. In einzelnen Fällen verschwanden Lungenmetastasen während mehr als 5 Jahren aus dem Röntgenbild. Nicht selten beobachtet man eine Recalcifizierung osteolytischer Herde und eine Rückbildung von kompressionsbedingten Beinödemen.

Als einzige Modalität der Hormontherapie bei malignen Tumoren scheint die Progesteronbehandlung des Korpuscarcinoms mit keinen wesentlichen Nebenerscheinungen belastet zu sein. Leichte Inappetenz und Übelkeit sind selten und immer nur von kurzer Dauer. Weder virilisierende noch oestrogenähnliche Wirkungen sind beobachtet worden. Auf die Elektrolyte, den Wasserhaushalt oder die Psyche scheinen die Gestagene keinen Einfluß zu haben. Diese Freiheit von Nebenerscheinungen ist ein weiterer Grund für die Empfehlung, Progesteronpräparate als *Metastasenprophylaxe* bei operablen Fällen zu versuchen. Nur eine kontrollierte klinische Studie wird jedoch den Wert einer solchen vorsorglichen Behandlung belegen können.

VI. Die Erfolgsbeurteilung der hormonalen Tumortherapie

A. Stellung der Krebsbehandlung innerhalb der inneren Medizin

In mehrfacher Hinsicht unterscheidet sich die heutige medikamentöse und hormonale Malignomtherapie von der Therapie vieler anderer Krankheitsarten, die dem Gebiet der inneren Medizin zugehören:

sie hat immer palliativen Charakter und ihre Wirksamkeit ist (verglichen z. B. mit derjenigen der Antibiotica bei Infektionskrankheiten) relativ gering;

sie verursacht häufig relativ schwere Nebenerscheinungen;

sie muß oft auf die chirurgische und/oder auf die Radiotherapie abgestimmt bzw. mit diesen Therapiemethoden koordiniert werden.

Die zwei erstgenannten Aspekte führen zu besonderen Problemen der Indikationsstellung, der dritte bedingt eine enge Zusammenarbeit mit anderen Disziplinen.

Eine weitere Besonderheit der internistischen Krebstherapie besteht darin, daß sie viel ausgesprochener als die medikamentöse Behandlung anderer Leiden heute noch den *Charakter eines Experimentes* hat. Denn mit ganz wenigen Ausnahmen erzielt der Internist — der sich ja vor allem mit Patienten in fortgeschrittenen Stadien der Krankheit zu beschäftigen hat — keine Heilungen, sondern lediglich mehr oder weniger ausgeprägte, länger oder kürzer dauernde Remissionen. Die Ausnahmen betreffen zur Hauptsache das Chorioncarcinom der Frau, das seit der Einführung der Methotrexattherapie die einzige Tumorart beim Menschen ist, die auf medikamentösem Wege definitiv geheilt werden kann.

Für die überwiegende Zahl der Tumorarten und -lokalisationen gibt es zur Zeit jedoch keine Standardbehandlung, keine zur Routine gewordene „Therapie der Wahl" und ein zuverlässiges experimentelles Modell zur Entwicklung neuer tumoraktiver Substanzen ist bis heute nicht bekannt: die Übereinstimmung zwischen Tierexperiment und Klinik ist, was therapeutische Probleme betrifft, schlecht. Daraus folgt, daß die heute praktizierte internistische Geschwulstbehandlung weitgehend auf *klinischer Empirie* beruhen muß und daß dem klinischen Onkologen bei der Erprobung neuer Medikamente und besserer Therapiemethoden eine besonders große Verantwortung zufällt. Auf diesem Gebiet wird der Kliniker zum Experimentator. Die exakte wissenschaftliche Arbeitsweise, die bei der Durchführung von Tierexperimenten gilt, sollte daher auch für die klinischen Therapieversuche zur Anwendung kommen [129].

Es sei hier auch betont, daß die Chemo- und Hormontherapie bei Krebspatienten mit Vorteil vom *Internisten* durchgeführt und überwacht wird. Nur er hat die nötige Erfahrung mit den vielfältigen hämatologischen, endokrinologischen und Stoffwechselproblemen, die sich bei solchen Behandlungen immer stellen. Es ist selbstverständlich, daß eine enge Zusammenarbeit mit Vertretern anderer Disziplinen — dem Hausarzt, dem Chirurgen, dem Radiotherapeuten, dem Gynäkologen und anderen — Voraussetzung für eine optimale Betreuung der Carcinompatienten ist.

B. Probleme der Messung therapeutischer Wirkungen

Die *Erfolgsbeurteilung* kann sich auf objektive und auf subjektive Kriterien stützen. *Objektive* Kriterien sind die Messung der Tumor- bzw. Metastasengröße und die Überlebenszeit. Die exakte *Messung eines Tumors* bietet unerwartete Schwierigkeiten. Sei es beim Messen von tastbaren Tumoren oder von vergrößerten Organen wie Leber und Milz, sei es bei der Messung von röntgenologisch dargestellten Metastasen: die Fehlerquellen sind zahlreich, und die Übereinstimmung der Meßwerte ist von Untersucher zu Untersucher und — beim gleichen Untersucher — von einer Messung zur anderen deprimierend gering. Aufgrund exakter Kontrollen kommt BRENNAN [72] zum Schluß, daß die Meßgenauigkeit für Hautmetastasen ±10%, für Lymphknotenmetastasen und subkutane Metastasen ±20% und für röntgenologisch sichtbare Skeletmetastasen ebenfalls nur ±10—20% beträgt. Nach Möglichkeit sollten die Maßkontrollen immer von der gleichen Untersuchungsperson durchgeführt werden. Da die Meßresultate so ungenau sind, gilt die Regel, daß eine Größenabnahme von weniger als 50% noch nicht als Tumorregression interpretiert werden darf.

Auch die *Überlebenszeit* ist ein weniger objektiver Maßstab des therapeutischen Effektes als man im allgemeinen annimmt [117]. Von welchem Zeitpunkt an soll die Überlebenszeit gemessen werden? Ist der erste klinische Verdacht, das Auftreten von Symptomen oder der Moment der histologischen Diagnose maßgebend? Aber auch bei exakt definiertem Beginn der Überlebenszeitmessung bleibt diese Größe ein problematischer therapeutischer Maßstab. Denn der Eintritt des Todes steht nur bedingt und in sehr wechselndem Ausmaß in Beziehung zum Tumorwachstum. Das gilt besonders für ältere Patienten (zahlreiche Todesursachen, die von einem gleichzeitig vorhandenen bösartigen Tumor unabhängig sind) oder für Patienten mit Tumoren, die von Fall zu Fall so verschieden verlaufen wie z. B. das metastasierende Mammacarcinom. Der Aussagewert der Überlebenszeit ist am größten bei Tumorarten mit schlechter Prognose, d. h. kurzem Verlauf: z. B. Bronchuscarcinom, Melanom, akute Leukämie. Schließlich muß auch darauf hingewiesen werden, daß nicht die Länge der Überlebenszeit, sondern ihre Qualität für den Patienten entscheidend ist.

Subjektive Besserungen wie Schmerzabnahme, Rückkehr von Kraft, Appetit etc. sind wohl für den Patienten wesentlich, genügen jedoch grundsätzlich nicht als Kriterien für die Tumorwirkung eines Medikamentes. Rein subjektive Remissionen können nur mittels eines Doppelblindversuches beurteilt werden. Die Wichtigkeit des subjektiven Befindens soll keinesfalls unterschätzt werden, im Gegenteil: eine Krebstherapie, die Tumorgewebe nachweislich zerstört, den Allgemeinzustand des Patienten jedoch nicht zu bessern vermag, ist sicher als ungenügend zu bezeichnen. Ein Medikament jedoch, das ohne sichere Beeinflussung der Neoplasie eine günstige subjektive Wirkung ausübt und den Allgemeinzustand hebt, mag wohl sehr wertvoll sein — es darf aber nicht als Cytostaticum bezeichnet werden. Die Verwechslung einer allgemeinen Stoffwechselwirkung mit einem vermeintlich spezifischen Hemmeffekt auf den Tumor kommt besonders häufig bei Behandlungen mit Androgenen, Corticosteroiden und anabol wirkenden Steroidabkömmlingen vor.

C. Kooperative klinische Studien

"There is only one high-road to an increase in therapeutic knowledge, and that is the controlled clinical trial." H. ATKINS [5]

Fast alle in den vorangehenden Kapiteln mitgeteilten Therapieresultate entstammen kooperativen klinischen Studien. Erst diese Organisationen haben es in den letzten Jahren erlaubt, gültige Behandlungsgrundsätze aufzustellen. Erst durch eine solche Studie konnte z. B. die Gefährlichkeit der seit 25 Jahren bei zahllosen Patienten durchgeführten Oestrogenbehandlung des Prostatacarcinoms erkannt werden (siehe unter IV. D.).

Zwei Gründe haben — zuerst in Großbritannien und in den Vereinigten Staaten, in den letzten Jahren jedoch auch in mehreren kontinental-europäischen Ländern — zur Organisation von straff organisierten und kontrollierten klinischen Therapieprogrammen geführt: 1. die Erkenntnis, daß eine Klinik oder ein Arzt allein in nützlicher Frist niemals genügend Patienten beobachten kann, um die Wirksamkeit einer tumorhemmenden Substanz nach einheitlichen Gesichtspunkten abzuklären; 2. die Diskrepanz der therapeutischen Resultate verschiedener Herkunft, auch bei angeblich gleicher Zusammensetzung des Krankengutes, gleicher Behandlungsart und gleichartiger Beurteilung. Diese Diskrepanz erzeugt Zweifel an der Glaubwürdigkeit der publizierten Resultate und verunmöglicht deren Zusammenfassung zu einem einheitlichen großen, statistisch auswertbaren Material.

Der entscheidende Vorteil einer genau protokollierten und kontrollierten therapeutischen Studie ist ihr *prospektiver* Charakter. Die vielen widersprüchlichen Angaben der Literatur sind hauptsächlich auf die retrospektive Auswertung des Krankengutes zurückzuführen. Durch den Hinweis auf die zahlreichen potentiellen Fehlerquellen solcher retrospektiven Untersuchungen haben die Statistiker der Medizin einen äußerst wertvollen Dienst erwiesen.

Am Anfang und am Ende jeder kooperativen klinischen Studie steht der *Statistiker*. Und ihr Rückgrat ist das *Protokoll*, das alle Beteiligten verpflichtet. Es umschreibt genau die Patienten, die in die Studie aufgenommen werden. Es bestimmt sämtliche Untersuchungen, Masse usw., die zu Beginn der Studie registriert werden müssen. Die Behandlung selbst ist standardisiert. Möglichst alle klinischen Situationen, die im

Verlauf einer Behandlung auftreten können, sind beschrieben und die dann zu ergreifenden Maßnahmen festgelegt. Besonders wichtig ist die Bestimmung der Erfolgskriterien schon vor Beginn der Studie. Diese werden sich im allgemeinen auf exakte Tumormessungen stützen, unter Umständen auf die Überlebenszeit. Der Allgemeinzustand des Patienten wird immer mitberücksichtigt. Indikationsstellung, Durchführung der Behandlung und Erfolgsbeurteilung werden somit bei solchen Programmpatienten optimal gehandhabt.

Die gemeinschaftliche Arbeitsweise kommt für jeden an einem kooperativen Programm teilnehmenden Arzt einer Schulung in Objektivität gleich. Er lernt, unvoreingenommen zu sein beim Einschluß der Patienten in ein Programm; er lernt, objektiv zu sein bei der Registrierung und Messung von Krankheitssymptomen und bei der Beurteilung der Therapieresultate. Die zunehmende Verbreitung solcher kooperativer Studien macht zudem immer mehr Ärzte mit den besten Behandlungsprinzipien bekannt und gewährleistet gleichzeitig den Patienten die bestmögliche Betreuung.

Als Beispiel einer kooperativen Studie soll das Protokoll der Europäischen Mammacarcinomgruppe kurz skizziert werden [62]. Auf Grund dieses Protokolls sind die meisten weiter oben genannten Therapieresultate gewonnen worden (siehe III. B., C.). Ganz analog ist das Protokoll aufgebaut, nach dem die Therapiemethoden des Prostatacarcinoms miteinander verglichen werden [190].

Das Ziel ist der Vergleich der (unbekannten) Wirkung einer Versuchssubstanz mit der (bekannten) Wirkung einer bewährten Hormontherapie beim metastasierenden Mammacarcinom. Als diese bewährte Hormontherapie wurde Testosteronpropionat (dreimal 100 g i.m. pro Woche) gewählt, das bei etwa 20% der Patientinnen zu einer Remission führt.

Um in die kooperative Studie aufgenommen zu werden, muß eine Patientin mit inoperablem oder metastasierendem Mammacarcinom folgende Kriterien erfüllen:

Die histologische Diagnose des Primärtumors (und wenn möglich einer Metastase) muß vorliegen.

Die Menopause muß spontan oder durch Kastration eingetreten sein.

Die Patientin darf nicht unter einer Hormon- oder anderen Tumortherapie stehen.

Eine Progression des Tumorwachstums (Primärtumor oder Metastasen) muß bewiesen und *dokumentiert* sein.

Folgende Umstände verbieten die Aufnahme einer Patientin mit metastasierendem Mammacarcinom in das Studienprogramm:

Das gleichzeitige Vorliegen eines anderen Primärtumors, dessen Manifestationen mit solchen von seiten des Mammacarcinoms verwechselt werden könnten.

Wenn die Pleura und/oder das Zentralnervensystem die einzigen nachweisbaren Metastasenlokalisationen sind (Schwierigkeit der Messung).

Sobald eine Patientin alle diese Voraussetzungen erfüllt, wird sie *randomisiert*, d. h. nach dem Gesetz des Zufalls einer der beiden Behandlungsgruppen zugeteilt. Es ist grundlegend wichtig, daß diese Zuteilung vom Statistiker (z. B. durch verschlossenen Umschlag) und nicht vom behandelnden Arzt vorgenommen wird. Gleichzeitig erfolgt die Bildung von Patientenklassen auf Grund der je nach Alter und Metastasenlokalisationen verschiedenen Verlaufsart bzw. Prognose der Krankheit. Dadurch erhält man innerhalb jeder Klasse ein weitgehend homogenes Patientengut. Die resultierenden zwölf Klassen sind unten dargestellt.

Die direkten und indirekten Tumormanifestationen werden so exakt und vollständig als möglich erfaßt, gemessen und registriert. Das Protokoll schreibt alle Untersuchungen im Detail vor. So sind vor Therapiebeginn alle oberflächlichen Metastasen (Haut, Lymphknoten) zu fotografieren, wobei immer ein Maßstab und ein Zettel mit Datum und Personalien der Patientin mit aufgenommen werden. Routinemäßig wird — neben Leber- und Nierenfunktionsproben — eine sog. metastatische Serie gemacht, das heißt Röntgenbilder von Schädel, Thorax, Becken, Femora und Wirbelsäule. Die verschiedenen Untersuchungen werden in vorgeschriebenen Abständen wiederholt.

Patientenklassen nach prognostischen Faktoren. (Diese Einteilung wird von der amerikanischen „Breast Cancer Group" und von der Europäischen Mammacarcinomgruppe verwendet.)

Hauptlokalisation	Jahre nach spontaner oder induzierter Menopause			
	<1	1—5	6—10	>10
Mamma, Haut, Lymphknoten	I	II	III	IV
Skelet	V	VI	VII	VIII
Visceral (ZNS, Lungen, Leber)	IX	X	XI	XII

Das therapeutische Resultat wird in dem hier skizzierten Studienprotokoll lediglich als „Erfolg" oder als „Mißerfolg" angegeben, wobei beide Begriffe natürlich genau definiert sind. Als Erfolg zählt nur die Größenabnahme von mindestens der Hälfte der nachweisbaren Tumormassen, die ja vor Therapiebeginn eine Größenzunahme zeigen mußten. Ein Wachstumsstillstand als Folge der Behandlung ist ein ungenügendes Resultat und wird als Mißerfolg gewertet. Durch diese strengen Regeln der Erfolgsbeurteilung soll eine zu positive Bewertung vermieden werden — auf die Gefahr hin, daß das Resultat unter Umständen zu negativ ausfällt.

Bevor das Therapieresultat endgültig festgelegt wird, muß jeder einzelne Fall von einem Ausschuß der Studienteilnehmer an Hand aller Dokumente genau durchgesehen und beurteilt werden. Dieses Vorgehen garantiert eine möglichst objektive und unvoreingenommene Auswertung der Befunde.

Zur quantitativen Abschätzung des Allgemeinzustandes eines Patienten unter Chemo- oder Hormontherapie wird der sog. „*Aktivitätsindex*" (KARNOFSKY [91]) verwendet. Die Zahlen 0—4 bedeuten:

0 = normale Aktivität. Patient nicht bettlägerig
1 = mäßige Krankheitssymptome durch Tumor, Patient ambulant
2 = deutliche Tumorsymptome, $< 50\%$ tumorbedingte Bettlägerigkeit
3 = ausgeprägte Tumorsymptome, Patient $> 50\%$ bettlägerig, kann jedoch aufstehen
4 = Patient 100% bettlägerig wegen tumorbedingtem schlechtem Allgemeinzustand.

Der Wirkung einer therapeutischen Maßnahme auf den Aktivitätsindex kommt eine gleich große Bedeutung zu wie ihrer Wirkung auf die Tumorgröße.

Auf dem Gebiet der Krebstherapie sind solche Studien besonders wertvoll und deshalb auch besonders zahlreich. Sie haben durch ihre große Ausbreitung entscheidend dazu beigetragen, daß die Medizin die bewußt oder unbewußt praktizierte Diskriminierung der Krebspatienten langsam verläßt. Diesen Patienten ist damit in erster Linie psychologisch geholfen: Sie sehen und spüren, daß die Ärzte sie nicht als unheilbar aufgeben. Aber das vermehrte Interesse der Medizin ist auch objektiv meßbar: Ohne jede cytostatische oder Hormontherapie wird die Prognose für Patienten mit metastasierendem Carcinom signifikant besser, wenn allgemeine medizinische Maßnahmen wie Herztherapie, Bluttransfusionen, Antibiotica usw. angewandt werden. Die optimale klinische Betreuung der in ein kooperatives Programm aufgenommenen Patienten ist ein (sehr wesentliches) Nebenprodukt dieser Anstrengungen.

Zusammenfassende Darstellungen

BONSER, G. M., J. A. DOSSETT, and J. W. JULL: Human and experimental breast cancer. London: Pitman Med. Publishing Co. 1961.

CURRIE, A. R. (ed.): Endocrine aspects of breast cancer. Edinburgh and London: E. & S. Livingstone Ltd. 1958.

DARGENT, M., et C. ROMIEU (éd.): La chirurgie endocrinienne majeure dans le traitement du cancer du sein en phase avancée. Lyon: Simep Editions 1967.

DENOIX, P., and C. ROUQUETTE (ed.): Symposium on the prognosis of malignant tumours of the breast. Basel-New York: S. Karger 1963.

HAYWARD, J. L., and R. D. BULBROOK (ed.): Clinical evaluation in breast cancer. London-New York: Academic Press 1966.
JURET, P.: Traitement des cancers humains par les interventions endocriniennes. Castration, surrénalectomies, hypophysectomies. Flammarion: Editions Méd. 1962.
NOWAKOWSKI, H. (Herausg.): Die endokrine Behandlung des Mamma- und Prostatacarcinoms. Berlin-Göttingen-Heidelberg: Springer 1961.
On cancer and hormones. Essays in experimental biology. Chicago: The University of Chicago Press 1962.
PINCUS, G., and E. O. VOLLMER (ed.): Biological activities of steroids in relation to cancer. New York-London: Academic Press 1960.
SEGALOFF, A. (ed.): Breast cancer. The second biennial Louisiana cancer conference. St. Louis: C. v. Mosby Company 1958.
SEVERI, L. (ed.): International symposium on mammary cancer. Perugia: Division of Cancer Research 1958.
SPRATT, J. S., and W. L. DONEGAN: Cancer of the breast. Philadelphia and London: W. B. Saunders Company 1967.
VOLLMER, E. P. (ed.): Biology of the prostate and related tissues. Washington: Nat. Cancer Inst. Monograph 12, 1963.

Literatur

1. ABRAMS, H. L., R. SPIRO, and N. GOLDSTEIN: Metastases in carcinoma; analysis of 1000 autopsied cases. Cancer 3, 74 (1950).
2. ALFTHAN, O., and K. KETTUNEN: The effect of Röntgenray therapy of gynecomastia in patients with prostatic carcinoma treated with estrogens. J. Urol. 94, 604 (1965).
3. ARDUINO, L. J., and G. T. MELLINGER: Clinical trial of Busulfan in advanced carcinoma of the prostate. Cancer Chemother. Rep. 51, 295 (1967).
4. ATKINS, H., M. A. FALCONER, J. L. HAYWARD, K. S. MACLEAN, and P. H. SCHURR: The timing of adrenalectomy and of hypophysectomy in the treatment of advanced breast cancer. Lancet 1966, I, 827.
5. — Conduct of a controlled clinical trial. Brit. med. J. II, 377 (1966).
6. BAGGETT, B., L. L. ENGEL, L. BALDERAS, and G. LANMAN: Conversion of C-14 testosterone to C-14 estrogenic steroids by endocrine tissues. Endocrinology 64, 600 (1959).
7. BAKER, W. H., R. M. KELLEY, and W. D. SOHIER: Hormonal treatment of metastatic carcinoma of the breast. Amer. J. Surg. 99, 538 (1960).
8. BALME, H. W.: Metastatic carcinoma of thyroid successfully treated with thyroxine. Lancet 1954, I, 812.
9. BAUMGARTNER, H., u. H. STAMM: Das Problem der Mammatumoren. Fortschr. Geburtsh. Gynäk. 27, 60 (1966).
10. BEATSON, G. T.: On treatment of inoperable cases of carcinoma of mamma; suggestion for a new method of treatment with illustrative cases. Lancet 2, 104, 162 (1896).
11. — The treatment of inoperable carcinoma of the female mamma. Glasgow med. J. II, 81 (1911).
12. BERG, J. W., and G. F. ROBBINS: Factors influencing short and long term survival of breast cancer patients. Surg. Gynec. Obstet. 122, 1311 (1966).
13. BINNIE, G. C.: Regression of tumors following treatment with stilboestrol and x-ray therapy, with notes on a case of breast tumor which regressed with stilboestrol alone. Brit. J. Radiol. 17, 42 (1944).

14. BIRKE, G., C. FRANSSON, and L. O. PLANTIN: On the excretion of androgens in carcinoma of the prostate. III: Cortisone treatment before and after orchiectomy. Acta endrocrinol. 15, Suppl. 17, 27 (1954).
15. BLEULER, M.: Endokrinologische Psychiatrie. In: Psychiatrie der Gegenwart — Forschung und Praxis, Band I/1 B: Grundlagenforschung zur Psychiatrie, Teil B, p. 161. Berlin-Göttingen-Heidelberg: Springer 1964.
16. BLOOM, H. J. G.: The role of histological grading in the study of breast cancer. In: Symposium on the prognosis of malignant tumors of the breast. P. Denoix, C. Rouquette (ed.), pag. 57. Basel-New York: S. Karger 1963.
17. —, and D. M. WALLACE: Hormones and the kidney: possible therapeutic role of testosterone in patient with regression of metastases from renal adenocarcinoma. Brit. med. J. 2, 476 (1964).
18. BOGARDUS, G. M., and J. W. FINLEY: Breast cancer and thyroid disease. Surgery 49, 461 (1961).
19. BOWER, B. F., and G. S. GORDAN: Hormonal effects of nonendocrine tumors. Ann. Rev. Med. 16, 83 (1965).
20. BREUER, R. I., and J. LE BAUER: Caution in use of phosphates in treatment of severe hypercalcemia. J. clin. Endocrinol. 27, 695 (1967).
21. BRINKLEY, D. M., and E. K. PILLERS: Treatment of advanced carcinoma of the breast by bilateral oophorectomy and prednisone. Lancet 1960, I, 123.
22. BROWN, W. E., J. T. BRADBURY, and E. C. JUNGCK: The effect of estrogens and other steroids on the pituitary gonadotrophins in women. Amer. J. Obstet. Gynec. 65, 733 (1953).
23. BRUNNER, K. W.: Internistische Krebstherapie. Kooperative klinische Studien. Prinzip, Organisation und erste Resultate der Schweiz. Chemotherapiegruppe. Praxis 56, 1961 (1967).
24. BULBROOK, R. D., J. L. HAYWARD, C. C. SPICER, and B. S. A. THOMAS: A comparison between the urinary steroid excretion of normal women and women with advanced breast cancer. Lancet 1962, II, 1235.
25. BURROWS, H., and E. HORNING: Oestrogens and neoplasia. Springfield, Ill.: C. Thomas 1952.
26. CAHEN, F.: Über die Bedeutung der Kastration in der Behandlung des Mammacarcinoms. Dtsch. Z. Chir. 99, 415 (1909).
27. CANTINO, T. J., and G. S. GORDON: High-dosage Δ'-Testololactone therapy of disseminated carcinoma of the breast. Cancer 20, 458 (1967).
28. CHUTE, R., and B. M. FOX: Non-resectable carcinoma of the prostate rendered resectable by endocrine therapy. J. Urol. 95, 577 (1966).
29. COLE, M. P.: The value of ovarian irradiation in the management of breast cancer. In: Symposium on the prognosis of malignant tumours of the breast. Basel-New York: S. Karger 1963, p. 131.
30. CONSTABLE, J. D., J. H. LAWRENCE, J. L. BORN, C. A. TOBIAS, P. E. ARIOTTI, F. F. SANGALLI, R. C. CARLSON, and P. TOCH: Effect of alpha particle hypophysectomy on disseminated cancer of male breast. J. Amer. med. Ass. 174, 1720 (1960).
31. COOPER, A.: The principles and practice of surgery. Vol. I, p. 323, 333. London: E. Cox 1836.
32. *Council on drugs:* Subcommittee on Breast and Genital Cancer, Committee on Research, A.M.A.: Androgens and estrogens in the treatment of disseminated mammary carcinoma; retrospective study of 944 patients. J. Amer. med. Ass. 172, 1271 (1960).
33. CRILE, G. JR.: Endocrine dependency of papillary carcinoma of the thyroid. J. Amer. med. Ass. 195, 721 (1966).
34. CROWLEY, L. G., and I. MACDONALD: Delalutin and estrogens for the treatment of advanced mammary carcinoma in the postmenopausal woman. Cancer 18, 436 (1965).

35. Daniel, P. M., and M. M. L. Prichard: The effects of adrenalectomy on the growth of mammary tumours induced by 3-methylcholanthrene in rats. Int. J. Cancer 2, 619 (1967).
36. Dao, T. L., and T. Nemoto: An evaluation of adrenalectomy and androgen in desseminated mammary cancer. Surg. Gynec. Obstet. 121, 1257 (1965).
37. Dargent, M., et M. Mayer: De l'influence de la castration dans l'apparition du cancer du sein chez la femme. Ann. endocrinol. 10, 107 (1949).
38. —, et C. Romieu (Ed.): La chirurgie endocrinienne majeure dans le traitement du cancer du sein en phase avancée. Lyon: Simep Ed. 1967.
39. De Courmelles, F.: Action atrophique glandulaire des rayons X. C. R. Acad. Sci. 140, 606 (1905).
40. Desberg, D.: Alternation of estrogen therapy in advanced carcinoma of the prostate. J. Urol. 83, 463 (1960).
41. Donati, R. M., H. Ellis, and N. I. Gallagher: Testosterone potentiated ^{32}P therapy in prostatic carcinoma. Cancer 19, 1088 (1966).
42. Dorfman, R. I.: Antiandrogens. Biology of the prostate and related tissues. NCI-Monograph 12, 161 (1963).
43. Edelstyn, G. A., A. R. Lyons, and R. B. Welbourn: Thyroid function in patients with mammary cancer. Lancet 1958, I, 670.
44. Edwards, R. T.: Disappearance of breast cancer with stilboestrol. Brit. med. J. II, 659 (1943).
45. Ehni, G., and N. E. Eckles: Interruption of the pituitary stalk in the patients with mammary cancer. J. Neurosurg. 16, 628 (1959).
46. Ellis, W. J., and J. T. Grayhack: Sexual function in aging males after orchiectomy and estrogen treatment. J. Urol. 89, 895 (1963).
47. Emerson, K., and A. G. Jessiman: Hormonal influence on the growth and progression of cancer. Tests for hormone dependency in mammary and prostatic cancer. New Engl. J. Med. 254, 252 (1956).
48. Emery, E. W., and W. R. Trotter: Triiodothyronine in advanced breast cancer. Lancet 1963, I, 358.
49. Emmett, J. L., L. F. Greene, and A. Papantoniou: Endocrine treatment in carcinoma of the prostate gland: 10 year survival studies. J. Urol. 83, 471 (1960).
50. Escher, F. (Red.): Hypophysektomie. Fortschr. Hals-Nasen-Ohrenheilk. 12, 72 (1965).
51. Fairgrieve, J. Selective criteria for surgical removal of the endocrine glands in advanced breast cancer. Surg. Gynec. Obstet. 120, 371 (1965).
52. Farrow, J. H., and F. E. Adair: Effect of orchiectomy on skeletal metastases from cancer of male breast. Science 95, 654 (1942).
53. Fishman, W. H., C. D. Bonner, and F. Homburger: Serum "prostatic" acid phosphatase and cancer of the prostate. New Engl. J. Med. 255, 925 (1956).
54. Fletcher, W. S., D. L. Dermis, and H. B. Ross: Distribution and possible mechanism of action of Thio-TEPA in experimental breast cancer. Cancer 18, 1437 (1965).
55. Geller, J., H. Volk, and M. Lewin: Objective remission of metastatic breast carcinoma in a male who received 17-α-hydroxy-progesterone caproate (Delalutin). Cancer Chemother. Rep. 14, 77 (1961).
56. —, B. Fruchtman, H. Newman, Th. Roberts, and R. Silva: Effect of progestational agents on carcinoma of the prostate. Cancer Chemother. Rep. 51, 41 (1967).
57. Goldsmith, R. S., and S. H. Ingbar: Inorganic phosphate treatment of hypercalcemia of diverse etiologies. New Engl. J. Med. 274, 1 (1966).
58. Graber, E. A., and J. J. O'Rourke: Recent advances in gynecology. N. Y. J. Med. 65, 1110 (1965).

59. GRIFFITHS, C. T., M. TOMIC, J. M. CRAIG, and R. W. KISTNER: Effect of progestin, estrogen and castration on induced endometrial carcinoma in the rabbit. Surg. Forum 14, 399 (1963).
60. *Groupe Européen du Cancer du Sein:* Le traitement hormonal du cancer du sein en phase avancée. Rev. franç. Etud. clin. biol. VII, 1067 (1962).
61. — Induction par le 6-Aminochrysène de rémission du cancer du sein en phase avancée chez la femme. Europ. J. Cancer 3, 75 (1967).
62. *Groupe Européen de Chimiothérapie Anticancéreuse (GECA):* Protocole pour les essais cliniques de traitement des cancers mammaires humains en phase avancée. Europ. J. Cancer 2, 201 (1966).
63. GUSBERG, S. B., and A. L. KAPLAN: Precursors of corpus cancer. IV. Adenomatous hyperplasia as stage of carcinoma of the endometrium. Amer. J. Obstet. Gynec. 87, 662 (1963).
64. GUTMAN, A. B., and E. B. GUTMAN: "Acid" phosphatase occurring in serum of patients with metastasizing carcinoma of the prostate gland. J. clin. Invest. 17, 473 (1938).
65. HADDOW, A., J. M. WATKINSON, and E. PATERSON: Influence of synthetic oestrogens upon advanced malignant disease. Brit. med. J. 2, 393 (1944).
66. HALBERSTAEDTER, L,: Die Einwirkung der Röntgenstrahlen auf Ovarien. Berl. klin. Wschr., pag. 64 (1905).
67. HALE, B. T.: A technique for studying human tumour growth in vivo. Lancet 1961, II, 345.
68. HALL, T. C., M. M. DEDERICK, and H. B. NEVINNY: Prognostic value of hormonally induced hypercalcemia in breast cancer. Cancer Chemother. Rep. 30, 21 (1963).
69. —, C. T. GRIFFITHS, and J. R. PETRANEK: Hypocalcemia — an unusual metabolic complication of breast cancer. New England J. Med. 275, 1474 (1966).
70. HARRIS, G. W., and B. T. DONOVAN: The pituitary gland. London: Butterworths 1966.
71. HARTMAN, W. H., and P. SHERLOCK: Gastroduodenal metastases from breast cancer: an adrenal steroid induced phenomenon? Cancer 14, 426 (1961).
72. HAYWARD, J. L., and R. D. BULBROOK (Ed.): Clinical evaluation in breast cancer. London-New York: Acad. Press 1966.
73. HERRELL, W. E.: The relative incidence of oophorectomy in women with and without carcinoma of the breast. Amer. J. Cancer 29, 659 (1937).
74. HERTZ, R., and J. C. BAILAR: Estrogen-Progestogen combinations for contraception. J. Amer. med. Ass. 198, 1000 (1966).
75. HICKEY, R. C., W. J. FRY, R. MEYERS, F. J. FRY, J. T. BRADBURY, and R. C. EGGLETON: Ultrasound irradiation of the hypophysis in disseminated breast cancer. Amer. J. Roentgenol. 89, 71 (1963).
76. HILF, R., I. MICHEL, and C. BELL: Biochemical and morphological responses of normal and neoplastic mammary tissue to hormonal treatment. Rec. Progr. Horm. Res. 23, 229 (1967).
77. HORSLEY, J. S.: Bilateral oophorectomy with radical operation for cancer of the breast. Surgery 15, 590 (1944).
78. HOUTTUIN, E., J. VAN PROHASKA, and P. TAXMAN: Response of male mammary carcinoma metastases to bilateral adrenalectomy. Surg. Gynec. Obst. 125, 279 (1967).
79. HUDSON, P.: Hormonal control of prostatic cancer. In: Cancer. R. W. RAVEN. Vol. 6, 188. London: Butterworth 1959.
80. HUGGINS, C., and C. V. HODGES: Studies on prostatic cancer. Cancer Res. 1, 293 (1941).
81. —, and D. M. BERGENSTAL: Inhibition of human mammary and prostatic cancers by adrenalectomy. Cancer Res. 12, 134 (1952).

82. HUGGINS, C., G. BRIZIARELLI, and H. SUTTON: Rapid induction of mammary carcinoma in the rat and the influence of hormones on the tumors. J. exp. Med. 109, 25 (1959).
83. JAVERT, C. T., and E. L. RENNING: Endometrial cancer. Survey of 610 cases treated at woman's hospital (1919—1960). Cancer 16, 1057 (1963).
84. JESSIMAN, A. G., K. EMERSON, R. C. SHAH, and F. D. MOORE: Hypercalcemia in carcinoma of the breast. Amer. Surg. 157, 377 (1963).
85. JOLLES, B.: Progesterone in the treatment of advanced malignant tumours of breast, ovary and uterus. Brit. J. Cancer 16, 209 (1962).
86. JÖNSSON, G., E. DICZFALUSY, L. O. PLANTIN, M. RÖHL, and G. BIRKE: Estradurin (Polyoestradiol phosphate) in the treatment of prostatic carcinoma. Acta endocrinol. 44, Suppl. 83, 3 (1963).
87. JURET, P., M. HAYEN, et M. THOMAS: Action analgésique de l'hypophysectomie sur les métastases osseuses de cancers non hormono-dépendants. Presse méd. 70, 323 (1962).
88. —, R. HENRY, C. M. LALANNE, F. C. HOURTOULLE, et J. FERMANIAN: Valeur comparative de la castration chirurgicale et de la castration par les radiations, d'après la mesure du taux des gonadotropines urinaires. Rev. franç. Etud. clin. biol. XI, 176 (1966).
89. KALLENBERGER, A., u. R. WENNER: Geschlechtschromatin bei Mammacarcinom. Schweiz. med. Wschr. 96, 80 (1966).
90. —, A. HAGMANN, and C. DESCOEUDRES: The interpretation of abnormal sexchromatin in human breast tumors on the basis of DNA measurements Europ. J. Cancer 3, 439 (1968).
91. KARNOFSKY, D. A., and J. H. BURCHENAL: The evaluation of chemotherapeutic agents against neoplastic disease. Cancer Res. 8, 388 (1948).
92. KAUFMAN, R. J., and G. C. ESCHER: Rebound regression in advanced mammary carcinoma. Surg. Gynec. Obstet. 113, 635 (1961).
93. —, E. O. ROTHSCHILD, G. C. ESCHER, and W. P. L. MYERS: Hypercalcemia in mammary carcinoma following the administration of a progestational agent. J. clin. endocr. Metab. 24, 1235 (1964).
94. KEES, O. S. R.: Clinical improvement following estrogenic therapy in a case of primary adenocarcinoma of seminal vesicle. J. Urol. 91, 665 (1964).
95. KELLEY, R. M., and W. H. BAKER: Effects of 17-alpha-hydroxyprogesterone caproate on metastatic endometrial cancer. Monograph 9, 235. Bethesda, Md.: National Cancer Institute 1960.
96. — — Role of progesterone in human endometrial cancer. Cancer Res. 25, 1190 (1965).
97. KENNEDY, B. J.: Fluoxymesterone therapy in advanced breast cancer. New Engl. J. Med. 259, 673 (1958).
98. — Massive estrogen administration in premenopausal women with advanced breast cancer. Cancer Chemother. Rep. 16, 283 (1962).
99. —, P. W. MIELKE, and I. E. FORTUNY: Therapeutic castration versus prophylactic castration in breast cancer. Surg. Gynec. Obst. 118, 524 (1964).
100. — Diethylstilbestrol versus testosterone propionate therapy in advanced breast cancer. Surg. Gynec. Obstet. 120, 1246 (1965).
101. —, and J. H. BROWN: Combined estrogenic and androgenic hormone therapy in advanced breast cancer. Cancer 18, 431 (1965).
102. KISTLER, H. J.: Treatment of hypercalcemia with inorganic phosphate. Helv. med. Acta 33, 447 (1967).
103. KISTNER, R. W., C. T. GRIFFITHS, and J. M. CRAIG: Use of progestational agents in the management of endometrial cancer. Cancer 18, 1563 (1965).
104. KOFMAN, S., J. S. GARVIN, and S. G. TAYLOR: Treatment of cerebral metastases from breast cancer with prednisolone. J. Amer. med. Ass. 163, 1473 (1957).

105. KOFMAN, S., D. NAGAMANI, R. E. BUENGER, and S. G. TAYLOR: The use of prednisolone in the treatment of disseminated breast cancer. Cancer 11, 226 (1958).
106. KOSS, L. G., V. PIERCE, and A. BRUNSCHWIG: Pseudothecomas of ovaries. A syndrome of bilateral ovarian hypertrophy with diffuse luteinization, endometrial carcinoma, obesity, hirsutism, and diabetes mellitus. Cancer 17, 76 (1964).
107. LABHART, A.: Vermeidbare und nicht vermeidbare Schäden der Hormontherapie. Cortisonosteoporose und virilisierende Wirkung der anabolen Steroide. Schweiz. med. Wschr. 96, 807 (1966).
108. — Klinik der Inneren Sekretion. 2. Auflage. Berlin-Heidelberg-NewYork: Springer 1968 (im Druck).
109. LACASSAGNE, A.: Les rapports entre les hormones sexuelles et la formation du cancer. Ergebn. Vitam. u. Hormonforsch. 2, 59 (1939).
110. LANDAU, R. L., E. N. EHRLICH, and C. B. HUGGINS: Estradiol benzoate and progesterone in advanced human breast cancer. J. Amer. med. Ass. 128, 632 (1962).
111. LATHROP, A. E. C., and L. LOEB: Further investigations on the origin of tumors in mice. III. On the part played by internal secretion in the spontaneous development of tumors. J. Cancer Res. 1, 1 (1916).
112. LAWRENCE, J. H.: Proton irradiation of the pituitary. Cancer 10, 795 (1957).
113. LEMON, H. M.: Prednisone therapy of advanced mammary cancer. Cancer 12, 93 (1959).
114. LETT, H.: Analysis of 99 cases of inoperable carcinoma of breast treated by oophorectomy. Med. Clin. Tr. (London) 88, 147 (1905).
115. LETTRÉ, H.: Hemmung der Zellteilung durch oestrogene Faktoren. Z. phys. Chem. 278, 201 (1943).
116. LEWISON, E. F.: Castration in the treatment of advanced breast cancer. Cancer 18, 1558 (1965).
117. —, A. C. W. MONTAGUE, and L. KULLER: Breast cancer treated at the Johns Hopkins Hospital 1951—1956. Review of international ten-year survival rates. Cancer 19, 1359 (1966).
118. LIECHTY, R. D., R. E. HODGES, and J. BURKET: Cancer and thyroid function. J. Amer. med. Ass. 183, 30 (1963).
119. LIPSETT, M. B., W. D. ODELL, L. E. ROSENBERG, and T. A. WALDMANN: Humoral syndromes associated with nonendocrine tumors. Ann. int. Med. 61, 733 (1964).
120. LIU, W.: Vaginal cytology in breast cancer patients. Surg. Gynec. Obst. 105, 421 (1957).
121. LOESER, A. A.: Male hormone in the treatment of breast cancer. Acta Unio Internat. Contra Cancrum 4, 375 (1939).
122. LONG, R. T. L., and A. M. EVANS: Diethylstilbestrol as a chemotherapeutic agent for ovarian carcinoma. Missouri Med. 60, 1125 (1963).
123. LUFT, R., and H. OLIVECRONA: Experiences with hypophysectomy in man. J. Neurosurg. 10, 301 (1953).
124. LYONS, W. R., C. H. LI, and R. E. JOHNSON: The hormonal control of mammary growth and lactation. Rec. Progr. Horm. Res. 14, 219 (1958).
125. MACDONALD, I.: The natural History of mammary carcinoma. Amer. J. Surg. 111, 435 (1966).
126. MACFARLANE, D. A., L. P. THOMAS, and J. H. HARRISON: A survey of total adrenalectomy in cancer of the prostate. Amer. J. Surg. 99, 562 (1960).
127. MARTZ, G.: Zur Oestrogenbehandlung des metastasierenden Mammacarcinoms. Oncologia 12, 92 (1958).
128. — Die Behandlung des Prostatacarcinoms beim Versagen der Oestrogene. Urologe 1, 124 (1962).

129. MARTZ, G.: Internistische Krebstherapie. Die Beurteilung der Wirksamkeit von Tumorhemmstoffen. Schweiz. med. Wschr. 92, 1580 (1962).
130. — Methodologie der Erfolgsbeurteilung in der Tumortherapie. Verh. dtsch. Ges. inn. Med. 73, 495 (1967).
131. MAYOR, G.: Prinzipielle Fragen zur Prostata-Behandlung. Praxis 45, 818 (1956).
132. MEISSNER, W. A., and S. C. SOMMERS: Endometrial hyperplasia, endometrial carcinoma and endometriosis produced experimentally by estrogen. Cancer 10, 500 (1957).
133. MICHELS, E.: Die Kastration beim Mammacarcinom. Münch. med. Wschr. 1, 1136 (1905).
134. MILLER, G. M., and F. HINMAN: Cortisone treatment in advanced carcinoma of the prostate. J. Urol. 72, 485 (1954).
135. MILLER, H., J. A. DURANT, A. G. JACOBS, and J. F. ALLISON: Alternative discriminating function for determining hormone dependency of breast cancer. Brit. med. J. I, 147 (1967).
136. MONTANDON, A., et O. KORALNIK: Hypercalcémie d'origine tumorale. Helv. med. Acta 28, 741 (1961).
137. MORIN, L. J., and J. C. STEVENS: Radioactive phosphorus in the treatment of metastases to bone from cancer of the prostate. J. Urol. 97, 130 (1967).
138. MÜHLBOCK, O.: Steroid induced tumors in animals. In: Biological activities of steroids in relation to cancer. Ed. G. PINCUS, E. P. VOLLMER, p. 331. New York, London: Academic Press 1960.
139. MUNDINGER, F., T. RIECHERT, u. P. M. REISERT: Hypophysentumoren, Hypophysektomie. Stuttgart: G. Thieme 1967.
140. NAGER, F. R.: The paranasal approach to intrasellar tumours. J. Laryng. 55, 361 (1940).
141. NATHANSON, I.: The relationship of hormones to diseases of the breast. In: G. H. TWOMBLY, and G. T. PACK (eds.): Endocrinology of neoplastic diseases, p. 138. New York: Oxford Univ. Press 1947.
142. NEMOTO, T., and T. L. DAO: Significance of liver metastasis in women with disseminated breast cancer undergoing endocrine ablative surgery. Cancer 19, 421 (1966).
143. NESBIT, R. M., and W. C. BAUM: Endocrine control of prostatic carcinoma: Clinical and statistical survey of 1818 cases. J. Amer. med. Ass. 143, 1317 (1950).
144. NEUMANN, F., R. BERSWORDT-WALLRABE, W. ELGER u. H. STEINBECK: Hormonhemmer-Untersuchungen mit Testosteron-Antagonisten. Wirkungsmechanismus der Hormone, p. 218. Berlin-Heidelberg-New York: Springer 1967.
145. NEVINNY, H. B., and T. C. HALL: Prevention of hormone-induced hypercalcemia by use of methotrexate. Cancer Chemother. Rep. 16, 305 (1962).
146. NISSEN-MEYER, R., and J. H. VOGT: Cortisone treatment of metastatic breast cancer. Acta Un. int. Cancr. 15, 2240 (1959).
147. — Castration as part of the primary treatment for operable female breast cancer. Acta radiol., Suppl. 249 (1965).
148. — The role of prophylactic castration in the therapy of human mammary cancer. Europ. J. Cancer 3, 395 (1967).
149. NOBLE, R. L.: Tumors and hormones. In: The hormones. Vol. V, p. 559. New York-London: Academic Press 1964.
150. NOWAKOWSKI, H., u. K. RUHSTRAT: Über den Wert einer Kombination von Oestrogenen und alkylierenden Substanzen bei der Behandlung des metastasierenden Mammacarcinoms der Frau. Dtsch. med. Wschr. 91, 1775 (1966).

151. O'Conor, V. J., S. P. Chiang, and J. T. Grayhack: Is subcapsular orchiectomy a definite procedure? Studies of hormone excretion before and after orchiectomy. J. Urol. 89, 236 (1963).
152. Olch, I. Y.: The menopausal age in women with carcinoma of the breast. Amer. J. Cancer 30, 563 (1937).
153. Papaioannou, A. N., F. J. Tanz, and H. Volk: Fate of patients with recurrent carcinoma of the breast: recurrence five or more years after initial treatment. Cancer 20, 371 (1967).
154. Pearson, O. H., and B. S. Ray: Hypophysectomy in the treatment of metastatic mammary cancer. Amer. J. Surg. 99, 544 (1960).
155. Perrault, M., J. Le Beau, B. Klotz, J. Sicard, and B. Clavel: L'hypophysectomie totale dans le traitement du cancer du sein. Premier cas français, avenir de la méthode. Thérapie 7, 290 (1952).
156. Peters, M. V.: Carcinoma of the breast associated with pregnancy. Radiology 78, 58 (1962).
157. Petersen, P.: Psychische Oestrogenwirkungen bei Prostatakranken. Dtsch. med. Wschr. 90, 2309 (1965).
158. Pyrah, L. N.: Hormones and cancer of the breast. Acta Chir. belg. 6, 554 (1958).
159. Ray, B. S.: Surgical hypophysectomy in cancer. In: Pearson: Hypophysectomy. Springfield, Ill.: Thomas 14 (1957).
160. Robb, W. A. T., and P. M. Roemmele: Carcinoma of the prostate and the effect of oestrogen therapy. Brit. J. Urol. 26, 84 (1954).
161. Robinson, R. W., N. Higado, and W. D. Cohen: Increased incidence of coronary heart disease in women castrated prior to menopause. Arch. int. Med. 104, 908 (1959).
162. Schermuly, W.: Knochenmetastasen des Mammacarcinoms. München-Berlin: Urban und Schwarzenberg 1964.
163. Schinzinger: Über Carcinoma mammae. Verh. dtsch. Ges. Chir., XVIII. Kongreß Berlin, p. 28, 1889.
164. Schmuziger, P.: Die Behandlung des Prostatacarcinoms. Praxis 56, 34 (1967).
165. Schreiner, W.: Endokrinologie der Mamma. In: A. Labhart: Klinik der inneren Sekretion. 2. Auflage. Berlin-Heidelberg-New York: Springer 1968 (im Druck).
166. Scott, W. W., and H. K. A. Schirmer: Hypophysectomy for disseminated prostatic cancer. In: On cancer and hormones. Chicago and London. Un. of Chicago Press p. 175 (1962).
167. Shackney, St., and J. Hasson: Precipitous fall in serum calcium, hypotension and acute renal failure after intravenous phosphate therapy for hypercalcemia. Ann. int. Med. 66, 906 (1967).
168. Sherman, A. I., and R. B. Woolf: Endocrine basis for endometrial carcinoma. Amer. J. Obst. Gynec. 77, 233 (1959).
169. Sicard, A.: Les effets de la castration sur les métastases du cancer du sein. Press méd. 55, 294 (1947).
170. Sicher, K., and J. A. H. Waterhouse: Thyroid function in relation to mammary cancer. Brit. J. Cancer 15, 45 (1961).
171. Sommers, S. C.: Endocrine abnormalities in women with breast cancer. Lab. Invest. 4, 160 (1955).
172. Spratt, J. S., and W. L. Donegan: Cancer of the breast. Maj. Probl. in Clin. Surg., Vol. V. Philad. and London: W. B. Saunders Comp. 1967.
173. Stanley, M. A., D. A. Bigham, R. I. Cox, J. A. Kirkland, and L. J. Opit: Sex-chromatin anomalies in female patients with breast carcinoma. Lancet 1966, I, 690.
174. Stoll, B. A.: Therapy by progestational agents in advanced breast cancer. Med. J. Australia I, 331 (1966).

175. STOLL, B. A.: Effect of Lyndiol, an oral contraceptive, on breast cancer. Brit. med. J. 1, 150 (1967).
176. — Progestin therapy of breast cancer: comparison of agents. Brit. med. J. 3, 338 (1967).
177. STRICKLAND, N. J., A. M. BOLD, and W. E. MEDD: Bronchial carcinoma with hypercalcemia simulating cerebral metastases. Brit. med. J. 3, 590 (1967).
178. SYKES, M. P.: Management of endometrial cancer. Med. Clin. N. Amer. 50, 833 (1966).
179. TAYLOR, S. G.: Endocrine ablation in disseminated mammary carcinoma. Surg. Gynec. Obst. 115, 443 (1962).
180. TAYLOR, M. L.: Effect of synthetic progestins on pituitary gonadotrophin excretion. J. clin. Endocr. 24, 803 (1964).
181. THOMAS, B. S., R. D. BULBROOK, and J. L. HAYWARD: Urinary steroid assays and response to endocrine ablation. Brit. med. J. 3, 523 (1967).
182. TOREK, F.: Disappearance of recurrent mammary carcinoma after removal of the ovaries. Ann. Surg. 60, 476 (1914).
183. TREVES, N., and J. A. FINKBEINER: An evaluation of therapeutic surgical castration in the treatment of metastatic, recurrent and primary inoperable mammary carcinoma in women. An analysis of 191 patients. Cancer 11, 421 (1958).
184. — The treatment of cancer, especially inoperable cancer, of the male breast by ablative surgery (orchiectomy, adrenalectomy and hypophysectomy) and hormone therapy (oestrogens and corticosteroids): an analysis of 42 patients. Cancer 12, 821 (1959).
185. ULRICH, P.: Testostérone (hormone mâle) et son rôle possible dans le traitement de certains cancers du sein. Acta Un. int. Cancr. 4, 377 (1939).
186. VALK, W. L., and R. H. OWENS: Endocrine inhibition as related to carcinoma of the prostate. J. Urol. 72, 516 (1954).
187. VAN GILSE, H. A.: Long-term treatment with corticosteroids of patients with metastatic breast cancer. Cancer Chemother. Rep. 16, 293 (1962).
188. VARGA, A., and E. HENRIKSEN: Clinical and histopathologic evaluation of the effect of 17-alpha-hydroxyprogesterone-17-n-caproate on endometrial carcinoma. Obstet. Gynec. 18, 658 (1961).
189. VANDER, J. B.: Association of diabetes mellitus and carcinoma of the endometrium. Amer. J. Obst. Gynec. 77, 243 (1959).
190. *Veterans Administration Cooperative Urological Research Group:* Cancer of the prostate: a continuing cooperative study. J. Urol. 91, 590 (1964).
191. — Treatment and survival of patients with cancer of the prostate. Surg. Gyn. Obst. 124, 1011 (1967).
192. WACKER, B., and C. P. MILES: Sex-chromatin incidence and prognosis in breast cancer. Cancer 19, 1651 (1966).
193. WANEBO, H. J., R. S. BENUA, and R. W. RAWSON: Neoplastic disease and thyrotoxicosis. Cancer 19, 1523 (1966).
194. WARREN, S., and E. M. WITHAM: Studies on tumor metastasis: distribution of metastases in cancer of the breast. Surg. Gynec. Obst. 57, 81 (1933).
195. WEBER, E.: Beitrag zur Klinik des Corpus-Carcinoms. Gynaecologia 151, 232 (1961).
196. WHITAKER, B. L.: Plasma-beta-glucuronidase as an index of hormone dependency of breast tumors. Brit. J. Cancer 15, 868 (1961).
197. WHITE, J. W.: The results of double castration in hypertrophy of the prostate. Ann Surg. 22, 1 (1895).
198. WILSON, R. E., A. G. JESSIMAN, and F. D. MOORE: Severe exacerbation of cancer of the breast after oophorectomy and adrenalectomy. Report of four cases. New Engl. J. Med. 258, 312 (1958).

199. WILSON, R. A.: The roles of estrogen and progesterone in breast and genital cancer. J. Amer. med. Ass. 182, 327 (1962).
200. WILSON, C. B., W. W. WINTERNITZ, V. BERTAN, and G. SIZEMORE: Stereotaxic cryosurgery of the pituitary gland in carcinoma of the breast and other disorders. J. Amer. med. Ass. 198, 587 (1966).
201. WYNDER, E. L., G. C. ESCHER, and N. MANTEL: An epidemiological investigation of cancer of the endometrium. Cancer 19, 489 (1966).
202. YONEMOTO, R. H., R. L. BYRON, and J. L. KEATING: Long-term survival after adrenalectomy for advanced cancer of the breast. Cancer 20, 254 (1967).
203. ZEHETGRUBER, W.: Hormonwirkungen auf das Hodenparenchym. Zschr. Urol. 49, 159 (1956).
204. ZERVAS, N. T.: Technique of radio-frequency hypophysectomy. Confin. Neurol. 26, 157 (1965).
205. ZIMMERMANN, B., H. S. BLOCH, W. L. WILLIAMS, C. R. HITCHCOCK, and B. HOELSCHER: The effects of DDD (1.1 dichloro 2,2-bis-(p-chlorophenyl) ethane) on the human adrenal. Attempt to use an adrenal destructive agent in the treatment of disseminated mammary and prostatic cancer. Cancer 9, 940 (1956).

Sachverzeichnis

Abbruchblutungen 29, 40
Adrenalektomie beim Mammacarcinom 20—25, 36
— —, analgetische Wirkung 22
— —, erste Anwendung 21
— — —, Indikationen 22, 37
— —, Komplikationen, Nebenerscheinungen 23, 24, 40
— — des Mannes 42
— —, medikamentöse 18, 29
— —, Platz im Behandlungsplan 22, 38, 41
— —, Technik 22
— —, Vergleich mit Hypophysektomie 24
— —, Wirkungsmechanismus 21
— — Prostatacarcinom 20, 50, 58
— —, medikamentöse 49, 50, 57
— — —, Wirkungsmechanismus 21, 50
Aktivitätsindex 67
6-Aminochrysen 32
Anabolica 32
Androgene, Anwendung beim Mammacarcinom 26, 38, 41
— — —, allg. Stoffwechselwirkungen 26, 64
— — —, erste Anwendung 25
— — —, Dosierung 39
— — —, Entzugseffekt 41
— — —, Hypercalciämie 27, 43
— — —, Kombination mit anderen Hormonen 31
— — — — mit Kastration 18
— — — des Mannes 42
— — —, Metabolite im Urin 37
— — —, Nebenerscheinungen 26, 27, 40
— — —, Stimulation der Erythropoese 16, 26, 27
— — —, substituierte 32
— — —, therapeutische Wirkung 28
— — —, Therapie der Kontrollgruppe bei kooperativen Studien 65
— — —, Tumorexacerbation 27

Androgene, Anwendung beim Mammacarcinom, Umwandlung in Oestrogene 29
— — —, Wirkungsmechanismus 29
— — beim Prostatacarcinom 58
—, Antagonisten 58
— aus Progesteron 60
Androgenentzug 49
Antiandrogene Medikation 49, 58
Arteriosklerose 18
Äthinyloestradiol 39, 51
Ätiocholanolon 37

Beta-Glucuronidase 36
Biopsie 33, 55, 56, 65
Blutdruck, hoher 30, 40, 59
Brustdrüse 10, 42
—, exper. Tumoren 3

Calcium im Serum, siehe auch Hypercalciämie 46, 49
Calciumarme Diät 44
Calciumausscheidung 44
—, Messung der 36
Carcinogene 2, 3, 31
Chemotherapie 32, 38, 41, 58
Chlorotrianisen (TACE) 51
Cholesteringehalt des Serums 18, 20
Chorioncarcinom 5, 62
Conjunctivitis 44
Corticosteroide, siehe auch Prednison
—, Anwendung beim Mammacarcinom 29, 38, 39
— — —, Indikationen 30
— — —, Kombination mit anderen Hormonen 31
— — — des Mannes 43
— — —, Nebenerscheinungen 30, 32, 40
— — —, Therapie der Hypercalciämie 44, 45
— —, Prostatacarcinom 50, 52, 57
—, allg. Stoffwechselwirkung 64
—, Substitutionstherapie 24
Cushing-Syndrom 5
Cytostatica 7, 38, 41, 58
—, kombiniert mit Hormonen 32, 41

Sachverzeichnis

Dauerkatheter 52
Delalutin 31, 39, 60
Dexamethason 39
Diabetes insipidus 24
Diabetes mellitus 30, 40, 44, 52, 59
Diäthylstilboestrol 25, 39, 51
Diäthylstilboestroldiphosphat (Honvan) 51
Diskriminante (Bulbrook) 37
Dokumentation 34, 55, 65

Endoxan 41
Entzugseffekt (Echoeffekt, Reboundphänomen) 41
Erfolgsbeurteilung 9, 61, 63, 66
Estradurin 51
Eticyclin 39, 51
Exacerbation des Tumorwachstums 18, 27, 28, 45

Feminisierung 42, 52, 59
Fluoruracil 41
Fluoxymesteron 26, 39
FSH-Bestimmung 15, 16, 36
Fünfjahresheilung 9

Geschlechtschromatin 37
Geschwülste, hormonproduzierende 5
Gestagene, siehe auch Progesteron
—, Dosierung (Mammacarcinom) 39
—, Kombination mit Oestrogenen 31, 38, 39
— beim Mammacarcinom der Frau 30, 31, 38, 39
— — des Mannes 42
—, Nebenerscheinungen 31
— beim Prostatacarcinom 52
— beim Uteruscorpuscarcinom 59—61
— — —, Dosierung 60
— — —, intrauterine Applikation 60
— — —, Resultate, Nebenerscheinungen 61
— — —, Wirkungsmechanismus 60
Gynäkomastie 42, 52

Halotestin 39
Hämoglobinanstieg 26, 27, 52
Harninkontinenz 29
Herzinsuffizienz 54
Hirsutismus 59
Histologie 33, 35, 55
Hodenprothesen 50
Hodentumoren 5
Honvan 51
Hormonabhängigkeit von Tumoren 4, 5, 15, 18, 35

Hormonempfindlichkeit von Tumoren 4, 7, 8
Hormonproduzierende Tumoren 5
Hormonschock 10, 58
17-Hydroxycorticosteroide 37
Hydroxyprogesteroncapronat 31, 39, 52, 60
Hypercalciämie 43—46
—, Auslösung durch endokrine Therapie 4, 27, 29, 40, 45
—, Beeinflussung durch endokrine Therapie 14
—, Differentialdiagnose 44
Hypercalciämie als paraneoplastisches Syndrom 5
—, Symptome 43
—, Therapie 44
Hypercalciurie 14, 43, 44, 45
Hyperplasie von Organen 2, 14, 21, 50, 59
Hyperthyreoidismus 5, 46
Hypertonie 27, 40, 44, 52, 59
Hypocalciämie 45
Hypoglykämie 5
Hypophyse, Hemmung der 28, 29, 31, 49, 52, 60
Hypophysektomie siehe Hypophysenausschaltung
Hypophysenausschaltung 20—25, 38, 58
—, analgetischer Effekt 22, 51
—, chirurgische 23
—, erste Anwendung bei malignen Tumoren 21
— durch externe Bestrahlung 23
— durch Elektrocoagulation 51, 58
— durch Hormonzufuhr 25, 29, 31
—, Indikationen 21, 37, 58
— durch Isotope 24, 51
—, Komplikationen 24, 40
—, stereotaktische Methoden 24, 58
—, Resultate 22, 24, 36
— durch Stieldurchtrennung 23
—, Technik 23
— im Therapieplan des Mammacarcinoms 21, 22, 38, 42
— — — des Prostatacarcinoms 51, 58
—, Vergleich mit Adrenalektomie 24
—, Wirkungsmechanismus 21
Hypophysenhormone 5, 7, 16, 36, 50, 60

ICSH 50
Implantation der linken Nebenniere in die Milz 22, 23

Impotenz 52
Inseltumoren 5
Intervall, freies 15, 19, 32, 35, 36, 60
Isotopenspickung, stereotaktische 24, 58

Kastration (siehe auch Ovarektomie, Orchidektomie) 5, 6, 11, 12, 13, 40
—, frühe therapeutische 20, 47
—, prophylaktische 19, 33, 42, 47
Kooperative klinische Studien 9, 53, 64—67
Krebsbehandlung, internistische 6, 61
Kriterien der Therapiewirkung 9, 34, 56, 63, 65

Lebermetastasen 14, 22, 30, 60
Leukämien 7, 8, 63
Leydigzellen-Aktivität 57
LH 50, 60
Libido 27, 40, 52
Lymphom, malignes 4, 8
Lynoral 39, 51

Mammacarcinom 8
—, Behandlungsschema 37, 38, 39
—, Beobachtungsperiode 41
—, Chemotherapie 32, 38
—, Eierstockaktivität 13, 14
—, entzündliches 35
—, Indikationen der endokrinen Therapie 33
—, Initialbehandlung 38, 46
—, Kombinationsbehandlungen 31, 41
— beim Mann 41—43
—, Metastasenlokalisation 14, 16, 22, 26, 28, 30, 33, 34, 36, 66
—, Morbidität, Mortalität 8
—, prognostische Faktoren 35—36, 66
—, Schilddrüse und 46
—, Schwangerschaft 20, 46, 47
—, Statistik 8
—, Therapieresultate 35, 66
—, Verlaufsarten 9
Mammacarcinomgruppe, europäische 65, 66
Mammatumoren, experimentelle 3, 13, 28, 32
Medroxyprogesteron 31, 60
Menopause 4, 8, 11, 15, 16, 18, 28, 40, 42, 65

Menstruationsstörung 59
Meßgenauigkeit 63
Messung und Dokumentation 33, 34, 63
Metastasenlokalisation 22, 26, 30, 33, 34, 36, 52, 60, 66
Metastasenprophylaxe 19, 61
Metastatische Serie 34, 66
Methotrexat 41, 45
Meticorten 39
Metrorrhagien 29, 59
Milchdrüsentumoren 3, 13
Milchfaktor 3
Milieu, Änderung des hormonalen 7, 10, 14
Modell, tierexperimentelles 49

Nebenerscheinungen der endokrinen Therapie 23, 27, 29, 30, 31, 38, 40, 52, 61, 62
Nebennierenrinde 5, 20, 21
Nierencarcinom 8

Obesitas 59
Oestradiolbenzoat, -dipropionat 39
Oestrogene, Ausscheidung im Urin 17, 36
—, Bildung aus Androgenen 29
—, cytostatische Wirkung 49
—, Dosierung 28, 39, 51
—, Entzugseffekt 41
—, erste Anwendung 25
—, Hypercalciämie durch 43
—, Kombination mit anderen Hormonen 31, 38
— beim Mammacarcinom der Frau 28, 38
— — des Mannes 42
—, Nebenwirkungen 28, 29, 40, 54
—, Präparate 39, 57
— beim Prostatacarcinom 51, 53, 54, 55, 57
—, Tumorexacerbation 28
—, Tumorinduktion 2
— beim Uteruscorpuscarcinom 59
—, Wirkungsmechanismus 28, 29, 49
Oestrogenaktivität 15
Oestrostilben 39
Orchidektomie, s. auch Kastration
— beim Mammacarcinom 42
— beim Prostatacarcinom 6, 50, 57
— bei der Prostatahypertrophie 5
Osteoporose 18, 20, 30, 40, 52
Ovarbestrahlung 13, 16, 17, 19, 20, 47

Sachverzeichnis

Ovarektomie, s. auch Kastration
— in der Anamnese von Pat. mit Mammacarcinom 13, 19
—, analgetische Wirkung 14
—, erste Durchführung 11, 12
—, Hypercalciämie 43
— bei hysterektomierten Frauen 16
—, Indikation 15, 16
—, Kombination mit anderen Maßnahmen 17, 18, 23
—, Nebenerscheinungen 18, 40, 43
—, prophylaktische 11, 19
—, Schwangerschaft 20, 46, 47
—, therapeutische 17
— im Therapieplan des Mammacarcinoms 38
—, Tierversuch 13
—, Vergleich mit Ovarbestrahlung 16
—, Wirkung 14, 16, 18
—, Zeitpunkt 15
Ovarialcarcinom 5, 8
Ovarialtumoren, feminisierende 5, 59
Ovarien, Metastasen 14
Ovocyclin 39
Ovulationshemmer 31

^{32}P-Aufnahme durch das Carcinomgewebe 37
^{32}P-Therapie 58
Paraneoplastische Syndrome 5
Parathormon 43
Patientenklassen 66
Perandren 39
Perikardergüsse 30
Phosphatase prostatischen Ursprungs 49, 51, 55
—, Serumwerte für saure 55
Phosphate (Therapie der Hypercalciämie) 44, 45
Pigmentierung der Brustwarze 28, 40
Placebo 54
Pleuraergüsse 30, 66
Polycythämie 5
Prednison, siehe auch Corticosteroide 30, 38, 39, 40, 43, 57
Progestron, siehe Gestagene 30, 31, 39, 40, 42, 43, 58, 59, 60
Prognostische Faktoren 35—37, 66
Progynon 39, 51
Prolactin 21
Prolactin-inhibiting factor 10
Proluton 31, 39, 52, 60, 61
Prostatacarcinom, Androgentherapie 58

Prostatacarcinom, Beschwerden 56, 57
—, cytostatische Behandlung 58
—, Diagnosestellung 48, 55
—, Initialbehandlung 56
—, lokalisiertes 56
— mit Mammacarcinom 42
—, Nebenerscheinungen der Oestrogentherapie 54
—, Oestrogentherapie 51
—, Orchidektomie 50
—, ^{32}P-Therapie 58
—, Radikaloperation 48, 56
—, Rezidiv-Therapie 57
—, Röntgenkastration 50
—, saure Phosphatase 49
—, Statistik 48
—, Strahlentherapie 48, 56
—, Überlebenszeit 56
—, Zufallsbefund 56
Prostatahypertrophie 5
Prostatektomie, radikale 48, 56
Protokoll 53, 64—66
Provera 31, 60
Psychische Veränderungen 40, 52

Radioaktive Substanzen 24, 37, 58
Radiomenolyse: siehe Ovarbestrahlung
Radiotherapie 33, 48, 52, 56, 62
Randomisierung 54, 66

Samenblasencarcinom 8
Schilddrüsenfunktion 46, 59
Schilddrüsenhormon, 12, 32, 46
Schilddrüsenkrebs 8
Schilddrüsensekretion, Substitution der 24
Schmerzfreiheit durch Therapie 14, 22, 28, 51, 52
Schmerzlinderung 55
Schwangerschaft und Mammacarcinom 46
—, Schutzeffekt der 20, 47
Sexualfunktion nach Orchidektomie und Oestrogenmedikation 50
Somatotropin 21
Statistik 8, 58
Stein-Leventhal-Syndrom 59
Sterilität 59
Steroide, Strukturänderung 26
—, anabole 32
Steroidmetabolite, Messung verschiedener 37
Stilboestrol 25, 39, 51
Stimulation, hormonale 2, 43
— — der weiblichen Mamma 42

Studien, kontrollierte klinische 9, 53, 64
Subjektive Besserung 9, 63, 67
Sustanon 39
Syndrom, paraneoplastisches 5, 59
Syntostrol 39

TACE (Chlorotrianisen) 51
Tartrathemmung der Phosphatase 49
$\varDelta$-1-Testololacton 32
Testosteron, s. Androgene
Testosteronantagonisten 58
Testosteronester-Depot 26, 39
Testosteronpropionat 26, 39, 65
Testoviron 39
Thyreoidea, s. Schilddrüse
Thyrocalcitonin 46
Triamcinolon 39
Triolandren 39
Tumoren, intracanaliculäre der Mamma 35
Tumorexacerbation, -stimulierung 18, 27, 28, 31, 33
Tumorinduktion 2, 31
Tumortherapie, Entstehung der hormonalen 5
—, Erfolgsbeurteilung der hormonalen 9, 34, 61

Tumorwachstum, hormonale Beeinflussung des 4

Überlebenszeiten 22, 54, 56, 63
Ultandren 26, 39
Ultracorten 39
Ultraschalltherapie 23
Uteruscorpuscarcinom 58
—, Hormonbehandlung 30, 59—61
—, Induktion 59
—, Metastasenlokalisation 60
—, Uterusmucosa 59, 60

Vaginalcytologie 15, 16, 36
Vasopressinproduktion 5
Verlängerung der Überlebenszeit 52
Vincristin 41
Virilisierung 27, 31, 32

Wachstum, autonomes 1, 4
Wallungen 52
Wärmecoagulation 24
Wasserretention 27, 29, 30, 31, 40, 53, 54, 55
Wirkungsmechanismus der Hormontherapie 7, 29
Wuchshormon 21, 50

Zentralnervensystem 30, 66

Erschienene Bände der Heidelberger Taschenbücher

1 **Max Born: Die Relativitätstheorie Einsteins**
  4. Auflage. Mit 143 Abbildungen. XII, 329 Seiten. 1964. DM 10,80

2 **K. H. Hellwege: Einführung in die Physik der Atome**
  2. erweiterte Auflage. Mit 80 Abbildungen. VIII, 162 Seiten. 1964. DM 8,80

3 **Wolfhard Weidel: Virus und Molekularbiologie**
  2. erweiterte Auflage. Mit 26 Abbildungen. VIII, 160 Seiten. 1964. DM 5,80

4 **L. S. Penrose: Einführung in die Humangenetik**
  Mit 32 Abbildungen. VIII, 121 Seiten. 1965. DM 8,80

5 **Hans Zähner: Biologie der Antibiotica**
  Mit 68 Abbildungen. VIII, 113 Seiten. 1965. DM 8,80

6 **Siegfried Flügge: Rechenmethoden der Quantentheorie**
  3. Auflage. Mit 30 Abbildungen. X, 281 Seiten. 1965. DM 10,80

7/8 **G. Falk: Theoretische Physik I und I a**
  auf der Grundlage einer allgemeinen Dynamik
  Band 7: Elementare Punktmechanik (I). Mit 29 Abbildungen. X. 152 Seiten. 1966. DM 8,80
  Band 8: Aufgaben und Ergänzungen zur Punktmechanik (I a). Mit 37 Abbildungen. VIII, 152 Seiten. 1966. DM 8,80

9 **Kenneth W. Ford: Die Welt der Elementarteilchen**
  Mit 47 Abbildungen. XII, 242 Seiten. 1966. DM 10,80

10 **Richard Becker: Theorie der Wärme**
  Mit 124 Abbildungen. XII, 320 Seiten. 1966. DM 10,80

11 **P. Stoll: Experimentelle Methoden der Kernphysik**
  Mit 79 Abbildungen. XII, 178 Seiten. 1966. DM 10,80

12 **B. L. van der Waerden: Algebra I**
  7. neubearbeitete Auflage der Modernen Algebra
  XII, 271 Seiten. 1966. DM 10,80

13 **H. S. Green: Quantenmechanik in algebraischer Darstellung**
  VIII, 106 Seiten. 1966. DM 8,80

14 **Alfred Stobbe: Volkswirtschaftliches Rechnungswesen**
  Mit 17 Schaubildern. XVI, 254 Seiten. 1966. DM 10,80

15 **Lothar Collatz/Wolfgang Wetterling: Optimierungsaufgaben**
  Mit 38 Abbildungen. XII, 181 Seiten. 1966. DM 10,80

16/17 **Albrecht Unsöld: Der neue Kosmos**
  Mit 143 Abbildungen. X, 356 Seiten. 1967. DM 18,—

18 **Fred Lembeck/Karl-Friedrich Sewing: Pharmakologie-Fibel**
  Tafeln zur Pharmakologie-Vorlesung
  VIII, 117 Seiten. 1966. DM 5,80

19 A. Sommerfeld/H. Bethe: Elektronentheorie der Metalle
Mit 60 Abbildungen. VIII, 290 Seiten. 1967. DM 10,80

20 K. Marguerre: Technische Mechanik
I. Teil: Statik
Mit 235 Figuren. VIII, 132 Seiten. 1967. DM 10,80

21 K. Marguerre: Technische Mechanik
2. Teil: Elastostatik.
Mit 200 Figuren. VIII, 136 Seiten. 1967. DM 10,80

23 B. L. van der Waerden: Algebra II
5. Auflage der Modernen Algebra
XII, 300 Seiten. 1967. DM 14,80

24 Manfred Körner: Der plötzliche Herzstillstand
Akuter Herz- und Kreislaufstillstand
Mit 18 Abbildungen. XII, 113 Seiten. 1967. DM 8,80

25 W. Reinhard: Massage und physikalische Behandlungsmethoden
Mit 52 Abbildungen. VIII, 79 Seiten. 1967. DM 8,80

26 H. Grauert/I. Lieb: Differential- und Integralrechnung I
Mit 25 Abbildungen. X, 200 Seiten. 1967. DM 12,80

27/28 G. Falk: Theoretische Physik II und II a
Band 27: Allgemeine Dynamik und Thermodynamik (II)
Mit 35 Abbildungen. VIII, 220 Seiten. 1968. DM 14,80

Band 28: Aufgaben und Ergänzungen zur Allgemeinen Dynamik und Thermodynamik (II a)
Mit 29 Abbildungen. VIII, 170 Seiten. 1968. DM 12,80

30 R. Courant/D. Hilbert: Methoden der mathematischen Physik I
3. Auflage
Mit 26 Abbildungen. XIV, 469 Seiten. 1968. DM 16,80

31 R. Courant/D. Hilbert: Methoden der mathematischen Physik II
2. Auflage
Mit 57 Abbildungen. XVI, 549 Seiten. 1968. DM 16,80

32 F. W. Ahnefeld: Sekunden entscheiden – Lebensrettende Sofortmaßnahmen
Mit 63 Abbildungen. VIII, 84 Seiten. 1967. DM 6,80

33 K. H. Hellwege: Einführung in die Festkörperphysik I
Mit 98 Abbildungen. VIII, 170 Seiten. 1968. DM 9,80

36 H. Grauert/W. Fischer: Differential- und Integralrechnung II
Mit 25 Abbildungen. XII, 216 Seiten. 1968. DM 12,80

40 M. Neumann: Kapitalbildung, Wettbewerb und ökonomisches Wachstum
Mit 23 Abbildungen. XII, 206 Seiten. 1968. DM 9,80

42 W. Fuhrmann/F. Vogel: Genetische Familienberatung
Mit 27 Abbildungen. VIII, 98 Seiten. 1968. DM 8,80

Bitte Gesamtverzeichnis der Reihe anfordern!

MIX
Papier aus verantwortungsvollen Quellen
Paper from responsible sources
FSC® C105338

If you have any concerns about our products,
you can contact us on
ProductSafety@springernature.com

In case Publisher is established outside the EU,
the EU authorized representative is:
**Springer Nature Customer Service Center GmbH
Europaplatz 3, 69115 Heidelberg, Germany**

Printed by Libri Plureos GmbH
in Hamburg, Germany